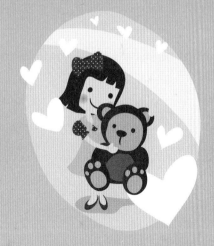

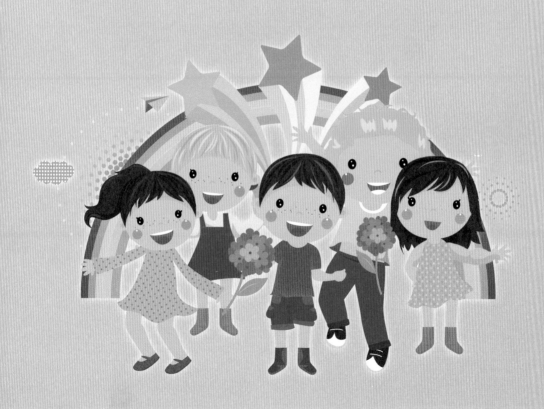

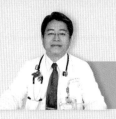

國際過敏免疫專家告訴你

小兒過敏指數這樣算
那樣治療與預防

郭和昌◎著

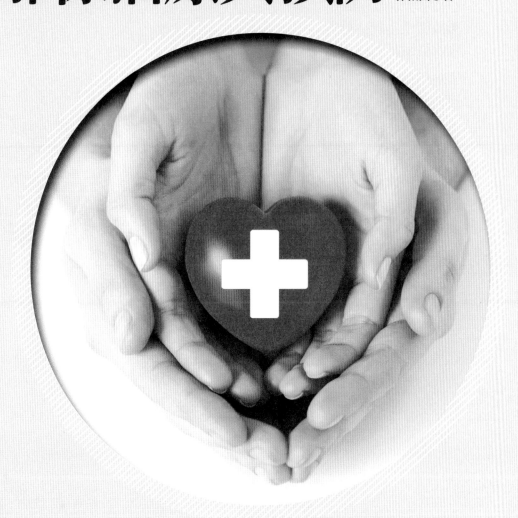

目　次

2

關於過敏，其實你該做的是──

「過敏」是大家都聽過的名詞，但究竟有多少人了解過敏？過敏到底是怎麼一回事？有沒有辦法預測孩子是否會過敏呢？

從事小兒過敏專科醫師多年，診療過無數病患，深深感到時代的轉變在兒童疾病變化上亦留下了明顯痕跡。猶記得小時候，我們這一代必須面對的是砂眼、寄生蟲、蝨子，這些現代的孩子已無需去面對的衛生問題。但是，隨著醫療科技進步，孩子的成長之路是否就此太平了呢？我想，所有讀者心中的答案應該都是否定的，取而代之的，現代孩子面臨的是：「過敏、氣喘、鼻炎、近視與心智的問題，尤其是『過敏』。」

要知道，過敏症狀可以只是小小的皮膚搔癢，也可能直接威脅到我們最寶貴的生命，所以，過敏其實是不可以輕忽的喔。此外，因為這是免疫系統的問題，每個人的體質不同，敏感的物質也不一樣，自然過敏症狀也就不盡相同。當一個有過敏體質的人碰到他的過敏物質，不管是環境的，或是食物上的，身體會產生一連串敏感症狀的過度反應，就稱為「過敏」。（對岸中國稱其為「變態」醫學，「過敏醫學＝變態醫學」。所以，當看到「變態醫學」時，各位可別嚇一跳！）

許多人都想知道，是否做了怎樣的改變，就可以避免這不請自來的

過敏問題。不過根據現有的研究顯示，過敏問題大都是多因子共同影響，而非單一因素所造成的。所以得知高危險因子（透過PART 1提供的「過敏指數表」推算），進而避免這些因子（參考PART 2的「改善與預防建議」），才是把這不速之客送走或與之和平相處的上上籤！

　　基本上，視個人體質的差異，藉由皮膚測試、抽血檢查，就可找出可能的、導致過敏的因素；在孩童體質改變或定型之前，避免其與過敏原接觸，並積極減少過敏症狀發作次數，就是照顧過敏兒最好的方式。

　　在因緣聚足下，筆者決定將臨床上，家長一再諮詢的問題匯寫成這一本書，希望透過這一本深入淺出的過敏防治手冊，讓更多家長認識什麼是過敏，過敏疾病有哪些？如何預測過敏、如何分辨感冒或是過敏。此外，我們也準備了一些相關的題目，讓您在看完這一本書後，可以自我檢測，是否對過敏有了正確的觀念。

　　有人問說，市面上過敏相關的書籍已多如牛毛，為何還要再寫這本書呢？這是因為過敏的原理很複雜，有時連專家都不懂，所以筆者列出常用「過敏指數」預測工具，再教您降低發作率且正確、安心的治療法來趨吉避凶，而這也是這本書的主要使命。最後，感恩我的得力助手玥潼及貓頭鷹出版社的妍妏大力幫忙，讓本書得以順利出版。

PART 1
小兒過敏這樣算

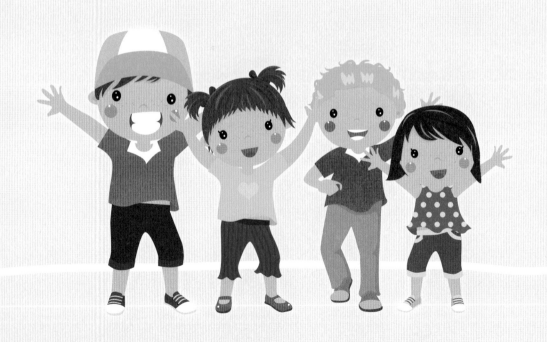

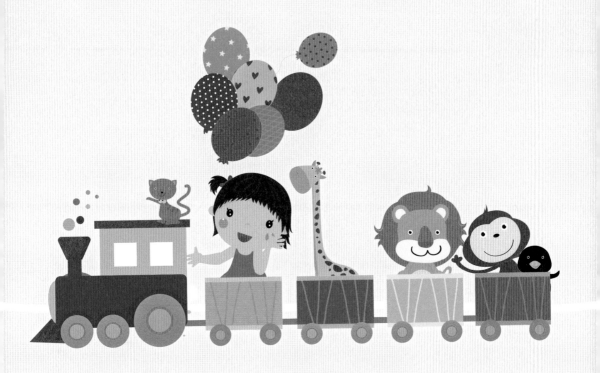

小孩會不會過敏，從新生兒就可以開始判斷了，所以趕快用下列法寶來幫孩子試算看看吧！

常用過敏體質算命法寶

以下兩種，你可以自己檢測。		
法寶	方　　法	說　　明
1	由父母親過敏體質推算	簡易好記百分比
2	家族過敏指數「Family allergy score」（FAS）	最常用的算分數
以下四種，需要醫師協助評估。		
法寶	方　　法	說　　明
3	抽血檢查周邊血嗜伊紅性白血球數目（eosinophil）	具參考價值，詳見第31頁。
4	食物過敏	食物之間的相互作用後所產生過敏反應。
5	立即型及延遲型濕疹	發紅，水腫，搔癢和皮膚乾燥為表徵。
6	臍帶血過敏免疫球蛋白（IgE。又稱：過敏指數，免疫球蛋白E值）	準確與否，詳見第35頁。

法寶 1. 由父母親過敏體質推算

父母都有過敏體質➔	小寶貝可能過敏的比例為72～100%。
父母之一有過敏體質➔	小寶貝可能過敏的比例為20～58%
父母都無過敏體質➔	小寶貝可能過敏的比例為10～19%。

法寶 2. 家族過敏指數（FAS）

家族過敏指數表（Family Allergy Score）							
成員	媽媽		爸爸		兄弟姐妹		爸爸及媽媽的家人（此孩童的祖父母、伯叔姑姨舅等有血緣親屬）	
過敏症狀	經常	偶發	經常	偶發	經常	偶發	經常	偶發
指數	3	2	3	2	3	2	2	1

＊若未曾有過敏症狀，則為 0 分。
＊家族過敏指數調查表，若總分高於 4 分，則表示嬰兒有明顯之家族過敏史。

　　若測出新生兒或嬰幼兒可能為過敏兒，請速翻至本書第 42 頁，有進一步詳細的徵狀描述與發病原因，以及改善、預防方法。

皮膚過敏指數這樣算

以下是皮膚過敏的危險因子，與日後小孩皮膚過敏有相關，請自我檢測並勾選項目，勾選項目愈多，異位性皮膚炎或濕疹發生機率愈高。

✓	臍帶血IgE上升（＞0.5 KU/L）。
✓	一歲以內出現濕疹（在手及關節處）。
✓	媽媽有氣喘而且懷孕期間會喝酒。
✓	媽媽過敏指數IgE大於150 KU/L或是特異性過敏原呈陽性。
✓	具有家族過敏史。
✓	母親懷孕時承受精神壓力。
✓	六個月大時過敏原檢查呈現二級陽性（CAP ＞ 0.7KU/L, 2+）。

＊無法提供危險程度的相對值！

＊特異性過敏原請詳見第 23 頁。

若有勾選孩子皮膚過敏選項，請翻至本書第 48 頁，有進一步詳細的徵狀描述與發病原因，以及改善與預防方法。

氣喘指數這樣算

依據氣喘預測指數（Asthma Prediction Index, API），算算看孩子是否有氣喘。

> 1. 在三歲前，一年內曾有四次（含）以上的喘鳴。

> 2. 同時合併有下列的一個主要危險因子或二個次要危險因子。

A.主要危險因子：
a) 父母親有氣喘。
b) 醫師診斷的異位性皮膚炎。
c) 對吸入型過敏原有敏感反應（如塵蟎、小狗、蟑螂等）。
B.次要危險因子
a) 沒有感冒時出現喘鳴。
b) 血液中嗜伊紅白血球超過4%。
c) 血中可測得對食物過敏原過敏（如海鮮、蛋白、牛奶等）。
d) 過敏性鼻炎。

所以，若是三歲以前，

一年曾出現四次以上之咻咻聲
✚ 一個主要危險因子➜即可診斷氣喘
✚ 二個次要危險因子➜即可診斷氣喘
都沒有任一個主要或次要因子，也就是預測指數（API）為陰性時➜有95%在六到十三歲時，不會出現氣喘。

若預估出孩子有氣喘可能性，請翻至本書第62頁，有進一步詳細的徵狀描述與發病原因，還有改善與預防方法。

在每天門診的病童當中，高頻率就醫的小孩愈來愈常見。根據統計，兩歲以下的小孩，每年平均會得到七到八次感冒，以一次感冒約五到七天的病程，看一次門診拿三天份的藥來估算，單次感冒的療程約會有二到三次就醫紀錄，一年平均就有十四至二十四次。而台灣健保局的資料也顯示，台灣零到四歲的兒童，平均一年的看診次數約二十至二十五次，所以快來確認一下您的小孩到底有沒有過敏？或者，其實只是感冒呢？

在門診追蹤治療中，常發現一些患有鼻過敏或呼吸道過敏的小朋友，長久以來一直被當作是反覆性感冒來治療，媽媽直抱怨小朋友就像個藥罐子一樣。在這種情況下，父母一方面怕小朋友因症狀未改善還產生併發症，一方面又會擔心長期下來會藥物依賴或傷腎、傷肝、傷身。

其實，**超過半數的氣喘兒家長不知道自己的孩子有氣喘問題，更有高達十五萬的氣喘兒，每次發作氣喘時都只被當成感冒治療**。氣喘小時候不治療，長大可能變成慢性發炎，嚴重還會造成肺部纖維化的後遺症。

由於呼吸道的過敏症狀有時與上呼吸道感染（即感冒）的症狀非常相似，所以，如果發現小朋友常常感冒，或是感冒症狀不容易痊癒反反覆覆，就必須考慮是不是過敏的問題。

對許多家長而言，要分辨感冒與過敏不是件容易的事。所以我們提供幾個簡單的方法協助加以區分：

簡單分辨法：回想一下是否有以下症狀

單純過敏不會發燒，且症狀好發於半夜睡覺時、清晨起床前後，還有激烈運動時。懷疑小朋友有無過敏，可以回想一下過去的一些相關行為，也許在過去常常出現症狀只是沒注意到。

過敏相關症狀包括臉上、身上有濕疹，也常有過敏性結膜炎、揉眼睛、黑眼圈、過敏性鼻炎或氣喘發作的情形，這些常見症狀有時並不是那樣明

顯，很容易被忽略；譬如，小朋友愛揉眼睛或動不動就揉鼻子、扮鬼臉、挖鼻孔、流鼻血，或常清喉嚨、夜咳等，此時請不要單純以為只是小朋友好玩或是壞習慣，其實這些有可能就是過敏的前兆。有時候過敏還會因為咳很久被當成了反覆性的感冒來治療，而且幾個月到半年都治不好，直到給予正確的抗過敏藥物才改善。

有發燒（＞38℃）➲像感冒，但一般感冒咳嗽不會有喘鳴聲。

咳嗽症狀超過十天或是診所就醫超過三次➲像過敏。

全世界最具權威的全球氣喘創議組織（GINA, Global Initiative For Asthma）所提供的分辨好方法

有以下情形時，就需考慮到過敏：

1. 喘鳴發生頻繁，一個月超過一次喘鳴（音如吹口哨）。
2. 運動時會引發咳嗽或喘鳴（跑一跑就會咳嗽）。
3. 無呼吸道感染卻會夜咳（沒有感冒或是發燒情況下）。
4. 任何季節都會喘鳴發作。
5. 超過三歲以後，仍然有出現喘鳴。
6. 給予治療氣喘的藥物後，會改善喘鳴症狀。
7. 若遇到下列情況，喘鳴或咳嗽症狀就會出現或特別厲害：
   - 接觸吸入型過敏原，如有毛的動物（貓、狗等）、蟑螂、菸、二手菸、花粉、黴菌、塵蟎（尤其是大掃除時）。
   - 化學物質接觸：裝潢油漆的甲醛。
   - 藥物接觸：如阿司匹靈、乙型交感神經阻斷劑。
   - 運動、強烈的情緒變化：如大哭或是大笑。
   - 呼吸道感染（尤其是病毒感染，**感冒症狀超過十天**）。

過敏性鼻炎指數這樣算

　　以下是過敏性鼻炎的高機率因子。倍數計算方式是：例如，父母親有氣喘，幼兒鼻炎的機率就較一般幼兒高 1.9 倍；又或，幼兒出生有餵食純母奶超過兩個月，則過敏鼻炎機率就較正常者低 0.7 倍，勾選項目相乘，倍數大於 1.0，表示增加機率，倍數小於 1.0，表示減少危險（具保護作用）。所有因素的數字相乘後，數字愈大，代表危險值愈高。

✓	九到十一歲前，未接觸二手菸。	0.8倍
✓	餵食純母奶超過兩個月。	0.7倍
✓	父母親有過敏性鼻炎。	1.4倍
✓	皮膚過敏（醫師診斷異位性皮膚炎）。	1.5倍
✓	臍帶血IgE大於0.5（KU/L）。	1.71倍
✓	父母親有氣喘。	1.9倍
✓	六歲以前喘鳴超過三次。	2.89倍
✓	對室內過敏原呈陽性（如塵蟎）。	3.5倍
✓	對戶外過敏原呈陽性（如花粉）。	10.8倍

＊部分參考資料數據來自：J Allergy Clin Immunol. 2012 Feb;129(2):397-402.
＊部分資料來自高雄長庚醫院之世代追蹤研究。

＿＿倍✪＿＿倍✪＿＿倍✪＿＿倍✪＿＿倍✪＿＿倍＝＿＿倍

　　預測出孩子有過敏性鼻炎可能性，請翻至本書第 98 頁，有進一步詳細的徵狀描述與發病原因，以及改善與預防方法。

什麼是過敏？

關於過敏，你一定要認識的關鍵詞：

Allergy：過敏

Allergen：過敏原

Allergic disease：過敏相關疾病

Atopy：過敏體質或異位性體質

Asthma：氣喘

Allergic Rhinitis：過敏性鼻炎

Atopic dermatitis：異位性皮膚炎

Allergic Conjunctivitis：過敏性結膜炎

Urticaria：蕁麻疹

常聽家長說……

孩子經常打噴嚏、一直揉鼻子、動來動去坐不住還被老師說過動。鼻塞睡不好，要坐著才能睡著；常很大力揉眼睛，好像不是自己的一樣。早晚在咳嗽，跑步完會咳，睡覺也在咳 。每天用掉半包衛生紙擤鼻涕，鼻子一直出怪聲音旁邊的人都覺得很吵，黑眼圈比「圓仔」還明顯，還每天一直挖鼻孔……

還有……

空氣不好或清掃家裡時，自己和小孩就經常不由自主地打噴嚏或流鼻水；又或者吃了某些食物，如魚、蝦、花生等，就造成身體局部或全身性的

皮膚疹及紅腫發癢。

以及……

「醫生，我的小孩常常感冒一天到晚看病，健保卡現在已經遭到電腦提醒為高使用頻率了，是不是免疫力不好有問題，還是身體太虛弱要如何補身呢？」

其實，以上這些描述，都是過敏大部分會出現的相關現象。

過敏的定義

我們正常人的體內，都有一整套免疫系統抵禦外來病原體，如：病毒、細菌、寄生蟲、黴菌等的入侵；可是一旦我們的免疫系統對原本無害的物質也產生反應，甚至是過度反應時，就會引起如皮膚發癢、打噴嚏、流鼻水等一些**過敏**的現象。而這些原本無害的外在因素，即稱為過敏的來源「**過敏原**」。

近年來過敏性疾病人數比例日益增加，近二十年來已增加數倍，因此，尋求可準確預測**過敏相關疾病**的可靠方法，就變得非常重要。對於**氣喘、過敏性鼻炎、蕁麻疹**等疑似過敏所產生的疾病，首要之務是判定病因是否是由過敏所引起（就是所謂的以過敏免疫球蛋白 E(IgE) 為媒介的過敏疾病，因為過敏症狀就是由 IgE 引起），亦即是要區分病人是否屬於**異位性體質**（Atopy ＝過敏體質）。

依據美國過敏氣喘及免疫學院（American Collage of Allergy, Asthma &

Immunology）對 Atopy 一詞所下的定義：「若一個人會在很低劑量的過敏原刺激下，即產生 IgE 抗體，並且經由 IgE 抗體產生如：氣喘、鼻炎、**結膜炎**、**皮膚炎**或蕁麻疹等症狀，即為所謂的異位性體質（Atopy）。」

過敏　≒　過度反應　≒　敏感　≒　變態反應

過敏原（又稱為變應原、過敏物、致敏原、致敏物）是指能引起過敏的物質，會引發人體產生過敏反應的物質，大部分都是蛋白質，還有少數過敏原是一種「半抗原」，它們並不是蛋白，自己本身也無法引發過敏反應，必須與體內的蛋白（攜帶蛋白）結合才會引起過敏反應，這類「半抗原」包括金屬類物質（例如鎳或鉻）以及一些化學物質（像甲醛）等。

過敏原若以「來源」作區分，大致可分為特異性（Specific）及非特異性（non-specific）兩大類 ：

特異性的過敏原：如塵蟎、蟑螂、貓狗、花粉、魚、蝦、牛奶、蛋白等；

非特異性的過敏：原則包含像是溫度變化、濕度變化、特殊氣味等。

若是根據「接觸方式」 區分，則還包括空氣中的「吸入性」過敏原、致敏性的「食物」、「接觸」致敏性物質等；當人體受到這些過敏原的反覆刺激後，也會引發身體的免疫系統產生過敏相關細胞激素及 IgE，來對抗過敏原。

過敏的運作機制

人體產生過敏免疫球蛋白 IgE 的作用原理圖

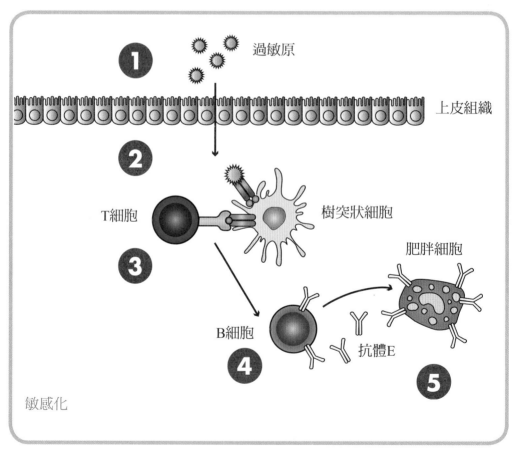

過敏原

上皮組織

T細胞

樹突狀細胞

肥胖細胞

B細胞

抗體E

敏感化

左右頁圖節錄自Nature Reviews／Immunology

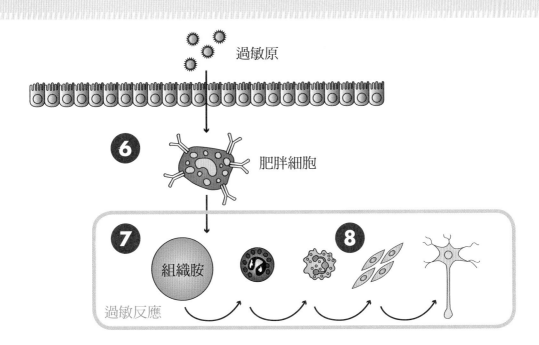

1.	過敏原（以蝦子來比喻）接觸到人體的上皮細胞
2.	上皮細胞下的樹突狀細胞（抗原呈現細胞，傳令兵）傳給T細胞（首腦）
3.	T細胞分辨蝦子的特殊抗原（分辨過敏原）
4.	T細胞（首腦）交代B細胞（工廠）做出專門屬於蝦子的抗體E（IgE）
5.	抗體E與肥胖細胞結合

以上過程稱之為敏感化（sensitization），一般約須二至三周時間。

6.	當蝦子的抗體E與肥胖細胞結合且達到敏感化＋若再接觸到蝦子時。
7.	大量釋放組織胺。
8.	產生過敏症狀（皮膚癢、打噴涕、流鼻水等）。

敏感化（Sensitization，或稱「致敏感化」或「敏化」）

　　敏感化是一種無相關的免疫學習與記憶過程，經過重複的刺激而導致逐漸放大的反應；例如，本來吃一隻蝦子只會產生一個 IgE，但經過敏感化後，再次吃蝦子，依每一個人體質不同，會產生超過一個、五個，或是十個，而且愈吃產生的倍數會愈高，這就是免疫反應的學習記憶。這種免疫反應記憶何時會消退，依每一個人體質與過敏原種類而有不同。

　　一般來說，空氣中過敏原（如塵蟎、小狗、蟑螂、花粉等）消退較慢且會持續較久，食物過敏原（如牛奶、蛋白與豆類等）記憶消退較快；惟海鮮類消退較慢，有研究指出，蝦子之類的海鮮過敏需到十七歲以後，才有機會消退。但蛋白與牛奶的過敏，一般約在進入小學就讀之前就會改善。

　　所以……假設郭醫師吃了蝦子：

　　一般體質個體⏵吃到蝦子⏵產生對蝦子的 IgE ⏵未達致敏感化⏵無症狀⏵再吃蝦子也無症狀。

　　過敏體質個體⏵吃到蝦子⏵產生對蝦子的 IgE ⏵達致敏感化⏵產生過敏症狀⏵再接觸蝦子⏵產生更多的 IgE ⏵造成更嚴重的過敏症狀。

郭醫師過敏小教室

　　一般而言，曾接觸過的東西(食物、藥物等)，再次接觸才會產生過敏；所以從來沒吃過、沒接觸過的東西，第一次接觸或食用應該是不會產生過敏反應，藥物同樣也是。

過敏原與過敏指數 （過敏免疫球蛋白 E）的互動關係

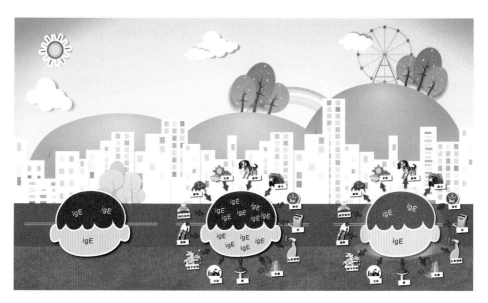

　　如上圖，最右邊的人表示我們人體原本就會產生 IgE，只要不到致敏感化的程度，一般不會有過敏症狀。

成人的臨界值約為 120 KU/L，六歲的小孩約為 85 KU/L，臍帶血 IgE 約為小於 0.5KU/L，所以剛出生是一生中過敏指數最低的時期，接著開始與環境接觸，免疫系統與環境產生互動，才逐漸開始製造出過敏的免疫球蛋白，如中間圖。

總量 IgE（Total IgE）或稱「過敏指數」

通常我們經由抽血分離出血清或血漿來測得總量 IgE 的濃度。由於 IgE 抗體的產生，是個體反應過敏原反覆刺激的結果，因此當循環系統中出現了過高的總量 IgE 時，常和過敏反應的發生有關。

因此，測定總量 IgE，除了提供有關體內總過敏反應的訊息外，也協助醫師們了解過敏的患者目前特異性過敏狀態的大致情況，以利追蹤治療。而總量 IgE 是動態的並非不變，也就是說倘若症狀無改善需要再追蹤，大約是以一年的時間為準，超過一年才有需要再檢查，幾周至幾個月的短時間總量 IgE 變化其實並不大。

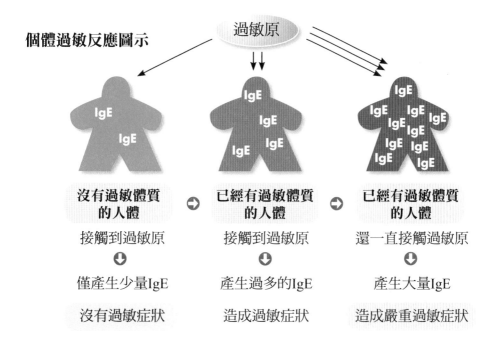

個體過敏反應圖示

過敏原

沒有過敏體質的人體	已經有過敏體質的人體	已經有過敏體質的人體
接觸到過敏原	接觸到過敏原	還一直接觸過敏原
僅產生少量IgE	產生過多的IgE	產生大量IgE
沒有過敏症狀	造成過敏症狀	造成嚴重過敏症狀

特異性 IgE 與總量 IgE 的關係（Specific IgE vs. Total IgE）

特異性 IgE 是：

個別的 IgE，例如對蝦子的 IgE、對花生的 IgE、對小狗的、對花粉的、對塵蟎的等，每一個特異性的個別 IgE 猶如巡弋飛彈，有專一的鎖定目標，只會對專一目標反應攻擊，不會亂無標的攻擊，所以對蝦子的特異性 IgE 並不會對蝦子以外的物質產生反應，僅有極少數才會出現交互作用（Cross-reaction）。

而體內所有的特異性及非特異性 IgE 的總和，即是總過敏指數（總量 IgE）。

想要與過敏和平相處，以下的步驟相當重要，得一步一步，不能跳過任一步驟的進行確認與檢視。

1.	先知道哪一些症狀是過敏。
2.	由專科醫師評估。
3.	做過敏原檢查（抽血）。
4.	避免過敏原接觸。
5.	接受正確過敏治療。

過敏相關症狀的身體檢查

過敏的孩子常常會有以下「面相」：下眼瞼會有黑眼圈，鼻樑有橫向皺摺，鼻黏膜腫脹且覆有白色黏液，或者因此併發反覆性黃鼻涕倒流、鼻竇炎等併發症。此外身上有異位性濕疹、胸部聽診有咻咻的喘鳴聲，也都可以做為鑑別診斷。

請參考「過敏相關症狀一覽表」，幫孩子檢查一下，**若有符合的症狀，請認為是過敏引起而非感冒或其他因素。**

過敏相關症狀一覽表

發生部位	過敏名稱	出現症狀
呼吸道系統過敏	氣喘	呼吸困難、咻咻呼吸聲（喘鳴聲）、胸悶、胸痛，慢性咳嗽。
	過敏性鼻炎	早晨不斷打噴嚏、流鼻水、鼻癢、鼻塞、挖鼻子、擠眉弄眼。（圖7）
眼睛過敏	過敏性結膜炎	過敏性結膜炎（眨眼、紅眼、眼睛癢、乾澀、灼熱感、黑眼圈）。（圖6）
腸胃系統過敏	腸胃不適	因食物引起噁心、嘔吐、腹瀉、腹痛、腸絞痛及便祕。
皮膚系統（一定會癢）	異位性濕疹	紅色小丘疹好發於特定部位：（圖1～4）臉頰、耳後、頭皮、頸部、四肢關節。
	蕁麻疹（風疹塊）	身體任何部位。（見圖5）

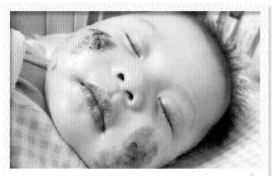

異位性濕疹（會癢、固定處）。（圖1）

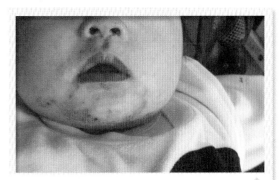

異位性濕疹（會癢、固定處）。（圖2）

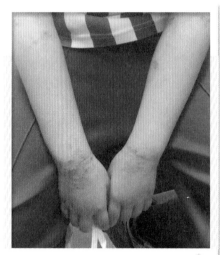

異位性皮膚炎。(圖3)

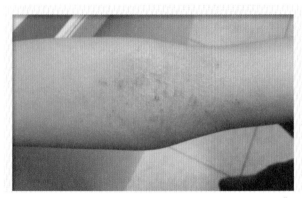

關節內側皮膚乾＋皮膚癢＋皮膚粗粗的。
(圖4)

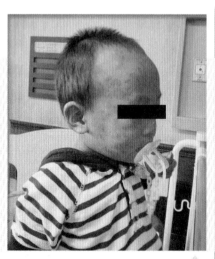

蕁麻疹，俗稱風團或風疹塊。(圖5)

會癢、突起的疹子、不規則形、會融合、不固定處。

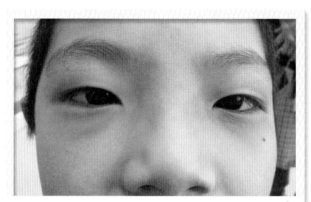

黑眼圈：eye shiner，眼睛過敏症狀之一。
（圖6）

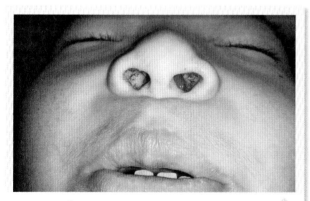

過敏性鼻炎特徵之一；用手指摸到鼻子裡似乎長息肉，其實並非如此。（圖7）

鼻黏膜腫脹導致鼻塞鼻子癢，從鏡子看得到腫一塊紅紅亮亮的，由鼻孔也可以直接看見腫脹鼻甲。這是下鼻甲的鼻黏膜，因長時間反覆慢性發炎，或是鼻過敏造成的下鼻甲肥厚，亦即所謂的「肥厚性鼻炎」。

何時會開始出現過敏症狀，會同時出現嗎？

過敏進行曲

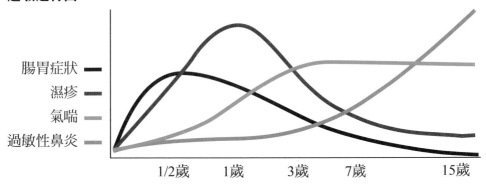

腸胃症狀 ━━

濕疹 ━━

氣喘 ━━

過敏性鼻炎 ━━

1/2歲　　1歲　　3歲　　7歲　　15歲

　　過敏進行曲（Allergy march），如上圖表示，就是孩童過敏相關疾病出現的先後時間順序，這些過敏症狀一同譜出了十五歲前的**過敏進行曲**。

　　腸胃過敏、皮膚過敏、氣管過敏及鼻子過敏出現的時間點，是有一些先後順序，一個接續一個，或是不同時期有不同的過敏代表，所以才稱為「過敏進行曲」。

　　首先開場：

　　過敏相關疾病中最先出現的**腸胃道過敏**（拉肚子、便祕及腸絞痛等），約出生幾周至幾個月便會出現，其中以餵食配方奶（奶粉）較常見。

　　中場：

　　嬰兒幾個月大時，接著上場的是**異位性皮膚炎**（又稱為過敏性皮膚炎，也有人稱為濕疹），約持續至學齡左右漸趨緩。異位性皮膚炎的發生率，在台灣約為 8%，通常二至三個月大時開始出現症狀，約 60% 病人一歲以前已出現症狀，約 85% 五歲以前已有症狀，之後比例逐漸減少。

再來是**過敏性氣喘**：

氣喘是兒童最常見的慢性病之一，整體來說，世界上學齡兒童的氣喘盛行率在過去二十年，每年增加 1%。現在居住在台北的學齡兒童，就有 20% 罹患氣喘，但至成人時期約只剩不到 10% 還持續有氣喘症狀。所以氣喘約有一半以上會「好」。

最後上場的是**過敏性鼻炎**：

過敏性鼻炎是鼻腔黏膜對於空氣中過敏原的刺激，產生慢性發炎的一種過敏性疾病。它可單獨發生，也可合併氣喘病或異位性皮膚炎一起影響孩童。根據調查，台北市學齡兒童的盛行率已高達 49% 左右，是目前最常見的過敏疾病。如圖所示，它也會持續到成年時期。

如何找對過敏專科醫師？

小於十八歲

任何疾病只要小於十八歲，請優先選擇兒科醫師就診，視病適科最恰當。

過敏相關疾病科別：

全部過敏相關症狀，包含皮膚、鼻子、眼睛、氣管等➲**兒童過敏免疫風濕科**

氣喘➲**兒童胸腔科＋兒童過敏免疫風濕科**

皮膚過敏➲**兒童皮膚科＋兒童過敏免疫風濕科**

大於十八歲

氣管過敏（氣喘）➡胸腔科

鼻子過敏➡耳鼻喉科

皮膚過敏➡皮膚科

其他過敏➡過敏免疫風濕科

過敏原的測試檢查
（由過敏相關專科醫師評估檢查必要性）

第一：**皮膚測試**，就是俗稱的「蓋印章」（skin prick test，SPT）。

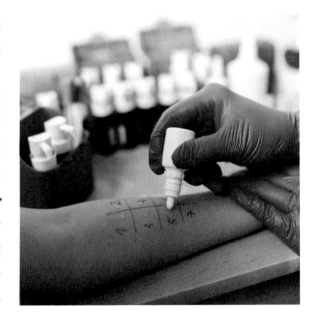

這是將過敏原萃取物直接與皮膚作用，再依照皮膚局部發炎紅腫的程度來作判斷。優點：判讀快速，十五至二十分鐘就可以有結果，較便宜。國外還有這一項檢查，但台灣因為健保醫療資源便利且普及，所以目前台灣幾乎已經沒有院所做這一項皮膚過敏檢查了。

第二種：**抽血檢查**，這是目前較方便普遍的做法。

1. 血球中的嗜伊紅性白血球（eosinophil）若過高（＞4%），具過敏參
   考價值。

2. 檢驗血中多種過敏原個別或專一性的 IgE 抗體濃度及總過敏指數
   （total IgE），來推測是否有過敏的情形，雖費時較久（視檢查項目多
   寡，約一星期方可以看報告），但可信度比皮膚試驗佳。

　　過敏症狀經專科醫師評估確認後，健保可以給付約二十至三十種台灣
常見過敏原，其他提供自費進一步檢查的過敏原還約有一百至二百種，但是
環境中過敏原有上千種，假設每測試一組二十項過敏原套餐需要自費四千
元，全部過敏原一次安排檢查（約一百多種），就約需要新台幣兩萬元，是
否都必要進行檢測，就端視個人需求而安排。

實驗室測試（抽血）與皮膚測試（不抽血）相較之下的優點

1 實驗室結果是定量且單位符合世界衛生組織（WHO）要求，因此
　診斷較皮膚測試（SPT）準確。

2. 提供較多的選擇（100 ～ 200 種）。

3. 對嬰幼兒與患濕疹症狀等不適宜皮膚測試的病患來說，實驗室測
　試較適宜。

4. 病患體質與服用藥物不會影響實驗室測試的結果。

5. 相較皮膚測試，不必直接接觸過敏，較安全，可避免因直接接觸
　過敏原而產生「做檢查卻引發過敏反應」副作用的危險。

常用血液抽血過敏原檢查介紹

CAP 檢查

immunoCAP 抗原抗體結合作用原理，較為準確，但一次給付僅能測 6 ～ 10 種過敏原。

主檢測體內特異性 IgE 含量，若結果為高價（多量）表示病患體內特異性 IgE 含有量超過身體負荷值，是造成病患過敏症狀的主要原因。

· 顯示分級：0 ➡代表無敏感；1 ～ 2 ➡輕微；3 ～ 4 ➡中等；
　　　　　　　5 ～ 6 ➡明顯。

· 優點：敏感度較佳。

· 缺點：可同時驗的過敏原較少。（自費約二千元）

MAST 檢查

免疫螢光法原理檢查，準確度無 CAP 來的高，但一次給付可以檢測 36 種過敏原。

此檢測法是經過統計，以台灣地區民眾最容易引起過敏的 36 種物質，用免疫螢光法同時測定。其檢測包括吸入性、食物性及接觸性過敏原，檢驗報告可顯示受檢者對何種物質過敏。

· 顯示分級：0 ➡代表無敏感；1 ➡輕微；2-3 ➡中等；4 ➡明顯。

· 優點：可同時驗較多過敏原。

· 缺點：敏感度較差。（自費約二千元）

＊若疑似過敏疾病➡經專科醫師評估➡可健保給付過敏檢查。

高雄長庚醫院特別設置之過敏原檢測套餐

食物過敏原套餐 1

海鮮類：蟹、蝦、貝、鮪、鮭。

堅果類：花生、榛果、巴西胡桃、杏仁、椰子果。

澱粉類：小麥、燕麥、玉米、芝麻、蕎麥。

奶蛋類：蛋白、牛奶、羊奶。

水果類：奇異果、芒果、香蕉、酪梨、木瓜。

蔬菜類：番茄、波菜、甘藍菜、甜椒、洋蔥。

食物過敏原套餐 2

海鮮類：牡蠣、蛤、魷魚、龍蝦。

堅果：腰果、開心果、南瓜籽、松子。

澱粉類：黑麥、米、馬鈴薯、南瓜、磨菇。

奶蛋肉類：豬肉、牛肉、雞肉、火雞肉、蛋黃。

水果類：草莓、梨、檸檬、鳳梨、棗子、荔枝、甜瓜。

食物過敏原套餐 3

海鮮類：鱈魚、鮑魚、透抽、章魚、扇貝。

水果類：蘋果、梨、桃、櫻桃、李、柳橙。

香料類：九層塔、薑、茴香、大茴香、大蒜。

其他類：巧克力、酵母、咖哩、咖啡、蜂蜜、茶。

蔬菜：芹菜、花椰菜。

奶蛋：乳酪（起士）。

吸入過敏原檢測套餐 1（室內）

蟎類：屋塵蟎、粉塵蟎、微角蟎、熱帶無爪蟎、家塵。

昆蟲類：德國蟑螂、美國蟑螂、蚊子。

動物皮毛類：狗毛、貓毛、天竺鼠毛、火雞羽毛、雞羽毛、鴨羽毛、鵝羽毛。

黴菌類：白色念珠菌、青黴菌、芽枝黴菌、煙色麴菌、交錯黴菌、黑麴黴菌、土麴菌、黃麴菌、金黃色葡萄球菌腸毒素 A、金黃色葡萄球菌腸毒素 B。

吸入過敏原檢測套餐 2（戶外）

禾本花粉：狗牙根草、香茅、黑麥草、蘆葦、黑麥、絨草。

雜草花粉：豬草、法國菊、浦公英、車前草、藜、黃花。

樹類花粉：木麻黃、柳杉、尤加利樹、相思樹、桑樹。

動物皮毛：天竺鼠、兔、倉鼠、大鼠、小鼠、鴿糞、鴿羽毛、雀鳥羽毛。

以上，詳情請洽高雄長庚醫院兒童過敏氣喘風濕科。

臍帶血過敏免疫球蛋白（IgE）

高臍帶血IgE（大於0.5KU/L）➡是過敏高危險群，須注意！
正常或是低臍帶血IgE➡不表示以後長大不會過敏。

＊檢驗臍帶血 IgE 只具中等參考價值，並非必要性檢查。

臍帶血過敏免疫球蛋白（過敏指數 total IgE）

任何可以在懷孕期間就能預測、防止過敏性疾病的課題已引起多方關注。尤其在一九七四年有學者第一次提出使用臍帶血 IgE 來預測將來過敏疾病的發生率後，陸續有許多專家學者們也提出相同的論點，當然，也有持相反意見的文章發表。

臍帶血 IgE 檢測可作為新生兒過敏體質的一項預測指標；新生兒臍帶血 IgE 濃度偏高時（ > 0.9 KU/L），有大於 80％的機會在七歲前發展出過敏性疾病。因此，建議懷孕母親過敏體質篩檢結果如為陽性，表示屬於過敏體質，除了以特異性 IgE 檢測，找出特異性過敏原加以避免外，也可為新生兒安排臍帶血 IgE 檢測；如果新生兒臍帶血 IgE 檢測結果也高於 0.9 KU/L，那麼寶寶就屬過敏疾病的高危險群。

根據高雄長庚醫院由七百多名嬰兒的家庭進行產前、出生到嬰兒期的濕疹追蹤及十八個月、三歲與六歲的過敏追蹤，結果發現：

1.	母親的過敏史與嬰兒臍帶血中過敏IgE高低呈正相關。
2.	母親過敏指數IgE高低，與嬰兒六個月時血中過敏指數IgE高低，及皮膚濕疹比例成正相關。
3.	父親的過敏史或過敏指數高低，對臍帶血IgE高低或嬰兒濕疹則沒有影響。
4.	臍帶血過敏指數IgE大於0.5 KU/L，將會影響十八個月、三歲及六歲大時的過敏指數IgE高低。
5.	臍帶血過敏指數IgE高者（＞0.9 KU/L），男孩（12.4%）較女孩（8.4%）來的多。
6.	早產與否（懷孕三十七周）或是生產方式（自然產或是剖腹產），不影響臍帶血過敏指數IgE。

也就是說：

➡媽媽過敏史與過敏指數 IgE 會影響臍帶血過敏指數 IgE。

➡臍帶血過敏指數 IgE 會影響小孩過敏指數 IgE 直到六歲。

➡臍帶血過敏指數 IgE 仍具參考價值。

這個結果表示，母親懷孕時的身體環境與嬰兒早期過敏和嬰兒濕疹有關聯。打破以為父母過敏史都對兒童過敏影響同等重要的傳統想法，並進而指出了在早期的胎、幼兒期有無控制免敏環境是相當重要。

其實綜論結果均認為臍帶血 IgE 對於異位性體質產生的預測是具有專一性的，但是它的敏感性卻不足，也就是說有一大部分會發生臍帶血過敏指數 IgE 不高，但日後還是誘發了過敏體質的產生現象。即便合併其他影響因子，如性別、家族史、皮膚過敏狀態和環境因素，仍無法有意義增加預測率，還容易受到多種因素影響而增加變異性，故無法成為準確的篩檢試驗。

過敏體質的發生過程是非常多類的因素參與，進一步了解這些因素在其中扮演的角色，並找到可靠的體質篩檢的項目，是醫療界未來持續研究的課題。

避免過敏原接觸

　　若已知孩子屬於過敏體質，還是應避免或減少其與過敏原接觸的機會。以下列舉幾項常見的過敏原物質。

常見的過敏原物質

　　呼吸道與空氣過敏：花粉、塵蟎、蟑螂、黴菌及動物毛髮與皮屑等。

　　食物過敏原：牛奶、雞蛋、海鮮與豆類。

　　皮膚與黏膜過敏原：包括金屬類的鎳、鉻、染髮劑、甲醛、香精、外用藥膏、中草藥等。

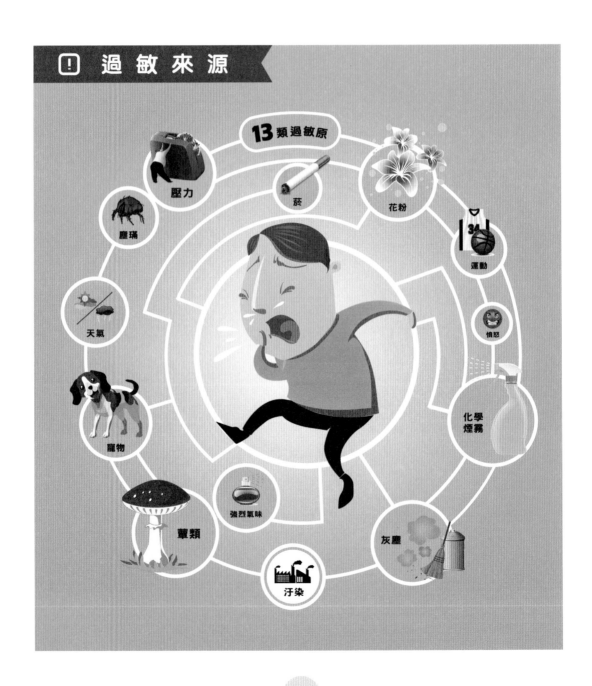

Q：過敏可不可以「根治」？

Ａ：目前尚無藥物或是任何醫療行為可以完全根治，或是「改變」體質，讓原本會過敏的體質，短時間變成不會過敏。所以，對於過敏性疾病我們只會說「控制」，而不會說「根治」。

Q：氣喘會不會好？

Ａ：氣喘會好，但不會是根治！氣喘於兒童時期的好發率約 20%，到了成人時期的好發率約不到 10%，所以有一半以上的氣喘確實到了成人時期會控制「良好」，但尚無任何藥物或是保健食品可以保證完全「根治」氣喘，也就是說無法保證您的氣喘永遠不會再發作。

Q：過敏指數高，該吃什麼來治療？

Ａ：家長常問，該吃益生菌嗎？吃什麼補品或中藥可以改變體質，變成不會過敏或降低 IgE ？

其實過敏的防治，最重要的觀念是「避免接觸過敏原」，而非尋找改變體質的妙方。

PART 2
小兒過敏這樣改善與預防

　　對於過敏兒，任何一種過敏情況在各個年齡階段都可能橫跨、重疊發生，尤其過敏嚴重者，年齡區塊很難細細分割，家長與醫師也只能多盡一份心思了。

　　以下依照過敏進行曲（參閱PART 1，第28頁介紹）的順序及好發年齡，分成幼兒、兒童及青少年與成年時期過敏來介紹。

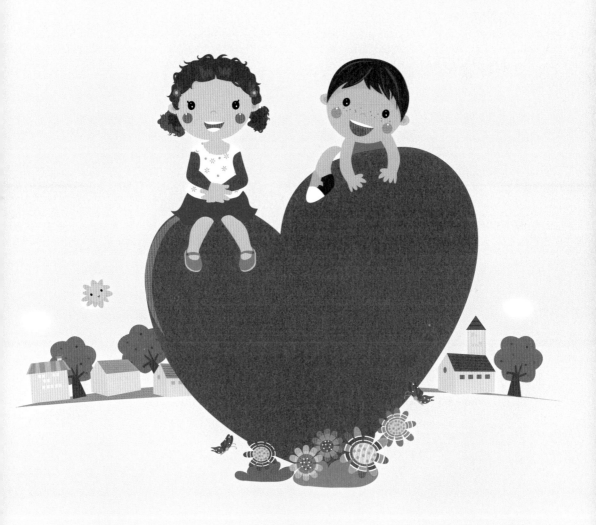

新生兒常見過敏：腸胃症狀

　　許多家長會問，**寶寶**是不是在媽媽肚子裡，就會有過敏體質或過敏症狀了？其實過敏很特別喔，**寶寶**還在母親的肚子裡時幾乎不會發生，等出生後開始接觸其他物質或副食品才會開始出現過敏的徵狀。其中最先出現的，就是腸胃症狀。

主要好發年齡區塊
　　約出生後幾周～幾個月。

徵狀
　　腸絞痛、嘔吐、腹瀉、便祕。

發病原因
　　新生兒配方奶大都是由牛奶調製而成，是嬰兒食物中最主要的外來蛋白質來源。但由於嬰兒腸胃道黏膜保護功能不甚完全，因此外來蛋白極易通過，又加上嬰兒本身局部性和全身性免疫功能也不成熟，所以極容易發生牛奶過敏的種種症狀。

　　據研究調查，給予餵食一般嬰兒配方奶，發生牛奶過敏盛行率介於 2.2 ～ 5.9% 之間，但若針對有過敏高危險群的嬰兒，餵食一般嬰兒配方牛奶，發生牛奶過敏的機會會高達 20%。

改善方式與預防

1. 母奶

Q： 餵食母奶一定最好嗎？

A： 根據高雄長庚臨床研究資料顯示，不是所有的母奶都是上帝給與嬰幼兒最好的禮物，「有條件的母奶」才是最好的。

那麼，什麼是「有條件的母奶」呢？那就是——母親哺乳期間要避免過敏原。

·母乳哺育時間，至少要三～六個月。

·哺乳期間，母親也要避免食用高過敏原食物，如：帶殼海鮮、牛奶、蛋、豆類等。

·之後，延緩寶寶副食品的添加：六個月以後每周逐步增加一種新的食物，由蔬菜、米（飯）、穀類食品、水果開始，蛋和魚則建議在十二個月大以後添加。還有水果中的奇異果與草莓（有絨毛的水果）要注意，也不要太早添加喔！

有條件的母奶

當 A 媽媽與 B 媽媽都是有著高過敏指數且對海鮮過敏。則：

A 媽媽➲餵食母奶過程完全不接觸海鮮類→高品質母奶

B 媽媽➲餵食母奶過程中因為擔心母奶不足，進食大量海鮮➲由於母體過敏透過某些因子影響母奶品質➲產生不優的母奶

Q： 媽媽本身過敏指數高的情況下，可以餵母奶嗎？

A： 我們依據資料結果發現，媽媽過敏指數高於 100 KU/L 時，餵食母奶對幼兒過敏指數其實是正向幫助的喔！

所以：若是媽媽過敏指數高➡注意避免高過敏原食物➡更應該哺餵母奶➡可以有效幫助孩童降低過敏。

若是媽媽過敏指數不高➡也應該哺餵母奶。但無須太過擔心食用高過敏原食物。

2. 水解蛋白奶粉（預防）

Q：遇到過敏的小嬰兒，醫師都會建議改餵食「水解蛋白奶粉」，為什麼水解蛋白奶粉可預防過敏疾病呢？

A： 牛奶內含有許多蛋白質，對人體來說是屬於外來過敏原，只要分子量大於 2,500 道爾敦（Dalton）就有成為過敏原的危險。一般認為，蛋白質水解到分子量小於 1,000 Dalton 較不太會成為過敏原。而以牛奶為原料的水解蛋白奶粉，在蛋白質經過酵素水解和加熱的作用分解成了小分子，原有的致敏結構也因此被破壞，所以能降低致敏的機率。（請注意！這並不代表就不會過敏喔！）

Q：是否水解程度愈高的配方，分子量愈小，預防過敏的效果也愈好嗎？

A： 這個答案是否定的！**不是水解程度愈高愈好，切記！切記！**

依蛋白質分子量大小不同，水解蛋白奶粉又分為「完全水解」及「部分水解」。蛋白質 99% 都被水解到小於 1,000 Dalton，稱為完全水解配方奶粉，

水解程度小於 99%，則為部分水解配方奶粉。

　　完全水解奶粉主要適用於嚴重腹瀉、短腸症，或因牛奶蛋白引起嚴重過敏疾病的幼兒。這種奶粉也能預防過敏（因為分子小），但無法誘發**口服耐受性**（Oral tolerance），口味接受度會較差，價格也較貴，所以這類奶粉主要提供給嚴重腹瀉幼兒或嚴重過敏兒使用，一般過敏兒使用**部分水解**奶粉即可。

　　少數過敏兒在食用部分水解蛋白仍無法改善過敏症狀時，可以暫時改用完全水解蛋白奶粉。但是，完全水解奶粉因為無法誘發口服耐受性，所以食用一段時間症狀若已改善，建議逐漸改回**部份水解**蛋白奶粉。

　　至於水解奶粉蛋白質被分解為小分子後，營養成分是否也會跟著破壞？這一點許多父母都會疑慮。基本上水解蛋白奶粉的營養成分還是存在奶粉內，所以營養是一樣的，只是因為經過一些酵素處理，在口感上會有些不同，較挑嘴的小寶寶會吃不習慣。

Q： 口服耐受性又是什麼呢？

A： 是腸道表皮細胞通透性改變的機制。

　　腸道主要功能是吸收食物養分，同時它是作為抵抗經口進入的微生物病原第一道防線，以及提供對食物的接受性。

　　這種耐受性及免疫之間巧妙關係是消化道生理恆定（homeostasis）的重要基礎。腸胃道表皮細胞通透性受嚴密控制，防禦線的破壞極可能造成耐受性及免疫性之間的不平衡而導致許多腸胃道疾病過敏症狀。

　　免疫學研究就發現經由注射引起免疫反應的抗原，若經由口服的方式反而會誘發抗原不反應性。因人體免疫系統會針對一些常入口食物進行自我

調整，避免一直處於「對抗」狀態，所以產生所謂「口服耐受性」。也因此，部分幼年期的過敏原，因為口服耐受性的調整，就不再引發過敏症狀。

Q：哪一些情況下，該吃水解蛋白奶粉？

A： 全球過敏性疾病在這二十年來不斷地增加，尤其是在兒童區塊。所以現在預防過敏性疾病的方法主要是：1. 找出高危險性族群，並 2. 避免早期的過敏原暴露。

目前認為嬰兒時期減少對牛奶蛋白的暴露，也許可以減少長大後發生過敏性的機會。事實上，有些研究也證實：早期暴露在食物性過敏原下，會導致以後由食物引起的過敏性皮膚炎，所以提倡哺餵母乳。

但水解蛋白奶粉是為無法哺餵母乳的嬰兒所設計，它提供低致敏性的蛋白質，避免過敏或耐受性不佳。因此，也有人提倡使用水解蛋白奶粉來餵養嬰幼兒，因為它可降低牛奶蛋白過敏及其它過敏疾病的機率，還能產生良好的口服耐受性。

只是截至目前，各廠牌奶粉間存在著許多差異，以致於水解蛋白奶粉對於高危險族群的預防作用仍無定論，許多研究也還正專注在水解蛋白奶粉與一般奶粉對於幼兒及小孩過敏表現的影響與差異。

然而，小於三歲時期的過敏性特徵，是非常變化多端的……

整理我們探討的早期哺餵水解蛋白配方和哺餵牛奶蛋白配方相比較研究，來了解可否減少高危險族群小孩的敏感化和過敏性疾病的產生。在結論上發現，**出生後前六個月哺餵水解配方只能減少食物過敏的發生率。**

目前也還沒有研究證明可以藉由調整飲食改變吸入性過敏或過敏性疾病的發生。即便水解配方減少了三歲以前食物過敏的機率，但並不能減少過敏性疾病的發生。所以也許我們該進一步思考應該同時做好飲食控制和環境控制（避免過敏原），才可以降低過敏性疾病的發生。

　　以下是高雄長庚關於「水解奶粉與配方奶比較」的研究報告：(發表於 International archives of allergy and immunology 2011;154(4):310-7.)

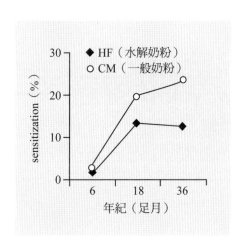

說明：出生六個月內完全食用水解蛋白奶粉（HF），於三十六個月大時，其食物過敏比例顯著較一般配方奶粉（CM）來的低。

　　其實母奶及水解蛋白奶粉都能防止過敏疾病產生，尤其是異位性皮膚炎。如果懷疑小兒有過敏體質，或有過敏體質家族史的話，為避免誘發，**吃母奶是最好的策略，水解蛋白奶粉是退而求其次的選擇**。只是需要特別注意的是，「有條件的母奶」是指母親哺乳期間應該避免食用過敏食物，對於寶寶的過敏才能有效預防。

幼兒常見皮膚過敏：濕疹與異位性皮膚炎

　　年齡較幼小的孩子，容易先出現的過敏表徵，除了上述的腸胃症狀，還有以皮膚為主的濕疹與異位性皮膚炎。

主要好發年齡區塊

　　出生二至三個月到五歲以前，

　　有 47% 出現於六個月內；

　　有 60% 出現於一歲內；

　　有 85% 出現於五歲內。

　　兒童時期約有 10 ～ 20%，成人時期約只有 1 ～ 3%。

　　二至七歲則是異位性皮膚炎高峰期。

徵狀

　　癢癢抓抓、抓抓癢癢、愈癢愈抓、愈抓愈癢

　　惡性循環：

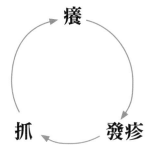

◆ 會癢（癢，是最不舒服的症狀）。

◆ 慢性（持續一段時間）。

◆ 會復發。

❤固定在某些地方發生，例如：手掌腳掌、臉上、四肢摺處，看起來紅紅的，摸起來粗粗的。濕疹或苔癬化皮膚炎，皮膚乾燥、紅斑、滲流、丘疹、苔蘚狀硬化、脫皮。

總之發作時就是極度的搔癢，這迫使許多人抓到血流滿地，也有人形容癢到快死掉。最可怕的是晚上睡覺時特別癢，有時照顧許久的皮膚，一個夜晚的抓癢就毀了多日的努力，因此對夜晚的睡眠品質，及白天上課或上班的影響非常大。

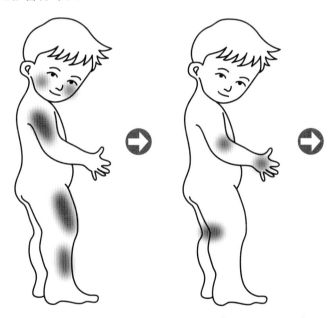

青少年及成人（大於6歲）
於身體上半部較多，包含臉部、頸部、前胸及後背部。

嬰兒時期（2～6個月）
由頭皮及臉部開始，擴展至身體及四肢，較多於伸展側。

兒童時期（6個月～6歲）
於頸部及四肢彎曲處。

急性期的異位性皮膚炎

　　長期嚴重搔癢抓癢的結果就是抓痕累累、遍體鱗傷，最後出現皮膚炎（濕疹）的症狀。初期皮膚發紅、脫屑，嚴重時會流滲組織液甚至起水疱，這就是為什麼皮膚炎又叫「濕疹」的原因。

慢性期的異位性皮膚炎

　　隨著病情繼續進展，皮疹會愈來愈粗厚、病灶也會比較不紅，但逐漸出現苔蘚化、癢疹或如恐龍皮般的外觀，這是慢性濕疹的外觀。

發病原因

1. 由於皮膚角質層防禦力的降低，造成皮膚水分容易喪失，使得各種過敏原及化學物質容易穿透皮膚，使皮膚產生過敏或發炎反應。
2. 異位性皮膚則是因脂肪酸代謝失常及建構角質層細胞天然保濕因子的缺乏，使皮膚更脆弱、乾燥，乾燥引起的搔癢還會惡化皮膚的功能，使屏障功能降低反覆惡性循環。
3. 家族過敏史，先天遺傳的過敏體質，血中過敏抗體 IgE 濃度高。

異位性皮膚炎正確的認識

1. 異位性皮膚炎是一種相當常見的遺傳體質（約有 10 ～ 20%），未必是父母親造成的，請不要太自責或責怪任何一方，更不是小孩的錯喔！
2. 異位性皮膚炎不會「傳染」，因此不需要把視它為「洪水猛獸」

般的恐怖。

3. 皮膚炎厲害發作時，可能會有很多皮屑如雪花般紛飛，或是病情持續長久下來可能會有一些色素沉著，看起來好像有點黑黑髒髒像汗垢般，或是臭臭的，但孩子其實很乾淨整潔。

改善方式與預防

1. 與孩子共同來面對。

2. 要有長期抗戰的打算與準備，保持平常心，無須太多無謂的限制，以免弄得筋疲力竭而事倍功半。請記住，**它只是一種相當常見的遺傳體質**。

3. 讓孩子自己樂於參與他的治療與皮膚保養並認識身體。

照護方法

1. 找出並避免個人的引發／惡化因素

每個人的病徵不盡相同，所以副食品最好六個月後再添加，一歲以前避免接觸高過敏原的食物（蛋白、花生、帶殼海鮮），嬰兒哺餵母奶（母親需配合飲食控制）或水解蛋白低過敏奶粉。

2. 止癢

避免「癢➡抓➡癢」的惡性循環。

3. 保持皮膚水分，避免皮膚乾燥

使用清水或中性低敏感清潔用品來清潔保養皮膚，最好的潤滑劑是凡

士林，它很油、不容易乾掉又幾乎不會引起過敏；但缺點是相當不透氣，擦完之後常會讓人感覺皮膚無法「呼吸」，有時還會引起阻塞性的毛囊發炎，所以白天或是天氣炎熱時不適合使用。隨著人們已對皮膚的組成與功能有更多了解，現代最新的潤滑劑已可以模仿角質層的組成，提供更具有滋潤效果的油脂、含水劑、維生素。

適當的藥物治療

1. 最重要的基本功課

保濕、改善皮膚障壁功能、減少類固醇使用量。

2. 局部塗抹類固醇藥膏

止癢及抗發炎效果較佳，建議間歇性使用。

3. 抗組織胺藥物（目前多為口服）

可止癢、改善睡眠品質。

白天：建議使用新一代較不嗜睡之藥物以免影響白天上課及上班，如：Cetirizine、xyzal、allergra……

睡前：建議使用第一代之抗組織胺藥物或兼具幫助睡眠之藥物，改善睡眠品質（睡的好就不抓，不抓就睡的好）。

4. 抗生素藥膏

有傷口或是已經有細菌感染症症狀時（會有膿液產生）。

5. 局部塗抹免疫調節劑藥膏（ex. 醫立妥、普特皮）

免疫調節藥膏是非類固醇藥膏，無類固醇藥膏副作用，但止癢及抗發炎效果會較類固醇來的差。

治療步驟

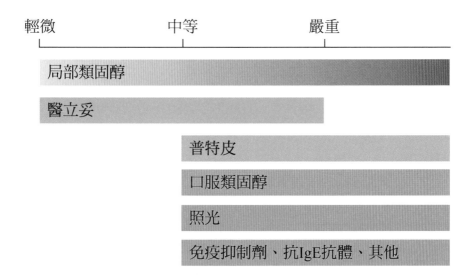

輕微　　　　　　中等　　　　　嚴重

局部類固醇

醫立妥

普特皮

口服類固醇

照光

免疫抑制劑、抗IgE抗體、其他

◉急性期抓癢厲害➕皮膚疹厲害→需使用類固醇藥膏➕局部類固醇➕普特皮。

◉口服類固醇：僅於嚴重個案使用。

◉局部類固醇：會隨嚴重程度調節藥物的相對強度。

◉相當輕微時可以不用類固醇藥膏→每周改使用 2 次的免疫調節劑藥膏。

皮膚藥物介紹

　　外用皮質類固醇具抗發炎、抗搔癢、血管收縮及抗皮膚增生作用。臨床效果會因表皮吸收程度及藥品對表皮、角質層的穿透性而異。影響吸收因素包括有藥品種類、濃度、賦形劑、塗抹部位、敷布覆蓋、表皮完整性等。

使用隔絕作用較強的賦型劑或膠布覆蓋可能會使吸收增加達原本十倍或更多。

吸收比例換算

以未發炎的前臂皮膚吸收率約 1% 來比較，發炎或受傷的皮膚則可達 30% 以上；眼瞼或生殖器官附近皮膚，尤其是陰囊，可達 25%。頸部、前額、腋部及頭皮的吸收也較高，手掌、足底等角質層較厚，吸收則小於 1%。

賦形劑

軟膏（ointment）由於較具隔絕性，適合使用於乾燥、鱗屑狀的患部，乳霜（cream）也具有相同的效果，膠質（gel）的隔絕性較差。多毛部位建議使用水溶性或洗劑藥品。尿素的添加（urea）能加強水合性及軟化皮膚角質層，增加類固醇的吸收。

相對藥效強度

一般分為七個強度分級，效用愈強（級數一）效果越佳，但副作用也愈大；兒童一般不建議使用成人的藥膏，主要因為類固醇藥膏效價不同，但其實也沒有特別區分哪一些藥膏是兒童專用，哪一些藥膏是成人專用，只是二歲以下兒童還是須經過專科醫師診治之處方藥膏，才能保障使用的安全。

含有氟的衍生物

如 fluocinonide, betamethasone, triamcinolone。藥效較強且較無鹽份滯留之副作用。Hydrocortisone 效力較弱，適用於較輕微的皮膚病及需要長期外用治療的疾病。

外用皮質類固醇的相對強度會因許多因素而不同，包括藥品的性質、濃度及使用的賦型劑，下表為一般產品的分級及相對強度。

常見局部類固醇分級

級數	學名	賦形劑
1	Clobetasol propionate	Ointment/Cream/Emollient/Solution/戴摩膚
	Flurandrenolide	Tape
	Halobetasol propionate	Ointment/Cream
	Betamethasone dipropionate	Ointment/Cream
	Diflorasone diacetate	Ointment
2	Amcinonide	Ointment
	Betamethasone dipropionate	Ointment
	Mometasone furoate	Ointment
	Halcinonide	Cream
	Flucinonide	Ointment/Cream/Gel/Solution
	Desoximetasone	Ointment/Cream/Gel/Solution
3	Fluticasone propionate	Ointment
	Amcinonide	Cream/Lotion
	Betamethasone diproprion-ate	Cream
	Halcinonide	Ointment/Solution
	Betamethasone valerate	Foam
4	Mometasone furoate	Cream/Lotion/Elomet oint 皚膚美得軟膏
	Triamcinolone acetonide	Ointment/Cream
	Fluocinolone acetonide	Ointment
5	Fluticasone propionate	Ointment
	Triamcinolone acetonide	Lotion
	Fluocinolone acetonide	Cream
	Betamethasone valerat	Cream
	Hydrocortisone valerate	Ointment
6	Desonide	Ointment/Cream/Lotion
	Alclometasone dipropionate	Ointment/Cream
	Triamcinolone acetonide	Cream/Lotion
	Fluocinolone acetonide	Cream/Solution/Oil/Shampoo
7	Hydrocortisone	Ointment/Cream/Lotion/皮質醇

父母間口耳相推很厲害的診所與很棒擦一次就好的藥膏，其實大部分還是因為使用了很強的「類固醇」。只是「類固醇」有很多的名稱，不熟悉會被它各種商品名搞得眼花撩亂。因此下次聽到好心親友分享，某某藥膏擦了馬上就好，吃了馬上就好，請必須提高警覺。大部分都是類固醇搞的鬼！

預防

　　小小孩的皮膚由於肌膚防禦功能較弱，無法承受外在刺激，所以照護

重點：

第一建議：加強保濕！

第二建議：過敏原避免！

保濕乳液的選擇

- ◢不引起過敏、刺激為原則。
- ◢需經過皮膚科或是兒童過敏免疫風濕科專家測試。
- ◢建議使用醫師推薦的保養品牌。
- ◢不含羊毛脂、香精、防腐劑等。
- ◢含滋潤成份（如乳油木、雪亞脂、凡士林、尿素等）。
- ◢為小朋友塗抹保濕品乳液，是絕佳的親子互動時間，可多加用心。
- ◢保濕品的塗抹，重「頻率」不重塗抹量。

還有……

1. 皮膚發炎厲害時，可以給予泡澡舒緩，水溫 38 ～ 42℃約十至十五分鐘左右。

2. 泡澡後使用無刺激性專用滋養乳液，能提升皮膚機能。

3. 乳液後可以塗抹醫師處方的外用藥膏，增加皮膚對藥物的吸收。

   使用順序：清潔→乳液→藥膏→凡士林→包覆

4. 外出也不要忘記替寶寶防曬喔！

5. 寢具床單與其他過敏寶寶相同，要定期 1 ～ 2 周清洗，並用 55 ～ 65 ℃左右熱水泡過後洗淨、烘乾，減少與過敏原接觸的機會。

6. 空氣品質不佳時，減少外出或戴上口罩，也要勤洗手，遠離病原體。

7. 汗水殘積與環境過熱會使癢感加劇，搔抓得更厲害，使異位性皮膚炎惡化。

8. 夏天宜穿較吸汗或排汗的衣服，盡量在冷氣房裏念書或工作，一旦汗水增加造成癢感，要適時的以清水沖澡保持身體乾爽。

9. 情緒變化常也會使異位性皮膚炎惡化，特別是考試壓力、親子關係、同儕互動等。

10. 父母對治療有過多不切實際的期待，一味地要求孩子吃藥、擦藥，當治療效果不理想就責怪孩子不夠用心，造成孩子心理上壓力，結果壓力造成反效果，也讓孩子對治療產生排斥與放棄。

11. 異位性皮膚炎由於皮膚障壁功能（保濕能力）變差，容易受外來物質影響。環境中許多的刺激物質如清潔劑、肥皂、毛衣、尼龍衣物與其他化學物質，或過敏原如，塵蟎、蟑螂、貓、狗毛、花粉等都可能引起異位性皮膚炎惡化 。

Q：異位性皮膚炎能不能泡湯？

A：記住，有傷口就會有問題！

泡湯原則

泡湯前：

‧皮膚正在發炎時不要泡湯。選擇中性泉質或弱酸性泉質的溫泉。

泡湯中：

‧泡湯時間不宜太長，每十五分鐘離開休息一下，避免過度浸泡破
壞皮脂膜保護。

‧不要以手、毛巾或其他器具搓洗皮膚，以免造成新傷口。

‧即使是正常肌膚如果去角質後，也要盡量避免泡湯。

泡湯後：

使用大量「清水」再沖洗。

‧尤其特別清洗皮膚皺摺處，如手肘、肚臍、腋下等，沖除溫泉水
殘留。

‧清洗後趁皮膚尚微濕時塗抹保濕乳液，保護皮膚。

‧症狀惡化時，立即停止泡湯或馬上就醫。

分析引起異位性皮膚炎惡化的五大原因分別是：皮膚乾燥、天氣熱、
流汗、曬太陽、壓力與焦慮，所以建議：

如果您是異位性皮膚炎兒童的家長

1. 持續給自己和孩子適當的加油與鼓勵，與異位性皮膚炎共生活。

2. 不要責怪孩子抓皮膚，因為孩子是無辜的！異位性皮膚炎非常癢，孩子抓癢是正常反應，疾病控制得宜就不癢，不癢就不抓，站在孩子的角度來體會，感同身受。

3. 讓孩子快快樂樂學會自己照顧自己的病！不用太保護孩子食衣住行育樂樣樣管。

4. 不去追求其他的另類療法或偏方。（有些偏方反而會使過敏更加重。）

5. 配合專科醫師（皮膚科或兒童過敏免疫科）使用安全藥物，不要排斥藥物治療，能改善生活品質才是要務。

6. 生活品質改善，睡得好，才會長得好！

如果您是異位性皮膚炎的患者

1. 不要難過或怨天尤人，異位性的患者不算少（約 10 ~ 20%），只是症狀輕重有差別。

2. 治療最終理想是能用最少量、最簡單的藥物，達到最佳控制效果。

3. 疾病在自己的身上，所以學會自己照顧這個病，盡量不要太麻煩您的親人。

4. 雖然醫師不能保證「治癒」，但可以很有效的「控制」，讓皮膚保持在較佳的狀況，對生活品質的影響就能降至最低。

5. 保濕乳液的選擇及使用相當重要，有時比藥物的效果更加重要，千萬別忽略。常用的如：舒特膚、愛妥麗等。

賈伯斯症候群（Job's syndrome）

賈伯斯症候群，也會皮膚過敏，過敏指數高，但相比較常見的「過敏病」病程，最大不同處有：

1. 容易反覆性皮膚感染；
2. 容易呼吸道感染，包括鼻竇炎、中耳炎及肺炎感染，偶會引起肺氣囊腫；
3. 過高的過敏指數（IgE 抗體 > 2000 IU/ml）。

這三個要點是診斷賈伯斯症候群（Job's syndrome）＝高過敏抗體反覆性感染症狀群（Hyper IgE recurrent infection syndromes, HIES）的準則。

「賈伯斯」命名源自於《聖經》Job 章節，陳述信徒 Job 從頭頂到腳因反覆感染而長出膿瘍般結節，故以此命名。而造成賈伯斯症候群的根本原因是「基因突變」。

所以，如果出現反覆感染情況，才需要考慮賈伯斯症候群，單純只有皮膚過敏就屬異位性皮膚炎。

美國先天性免疫缺損基金會，提出以下十種臨床表徵，提醒懷疑罹患先天性免疫缺損：

1. 一年內感染中耳炎四次或以上；
2. 一年內發生過二次或以上嚴重性鼻竇炎；
3. 連續使用抗生素二個月以上仍未見改善；
4. 一年內發生過二次或以上的肺炎；
5. 新生兒時期，體重無法正常增加或正常生長；
6. 反覆性的深層皮膚或器官膿腫；

7. 持續性發生口腔鵝口瘡或皮膚黴菌感染；

8. 需靜脈注射抗生素才可控制發炎；

9. 兩次或以上曾發生過深部臟器感染包括腦炎、骨髓炎、蜂窩組織炎或敗血症；

10. 有先天性（遺傳）免疫缺損家族史。

所以：

皮膚疹 ➕ IgE ＞ 2000 ➕ 反覆感染 ➡ 考慮「賈伯斯症候群」

皮膚疹 ➕ IgE ＞ 2000（無反覆感染）➡ 考慮「異位性皮膚炎」

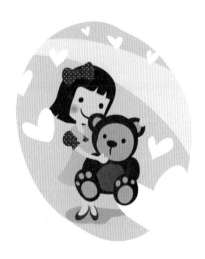

幼童常見過敏：氣喘

在談氣喘前，先跟大家淺聊「咳嗽」。

咳嗽是身體很重要的防衛反應，除了是將氣管中的分泌物、異物排出身體外，同時也提醒我們身體也許正處在「生病」的狀態。

當咳嗽症狀持續了三個星期以上，還好發於預備睡覺時、快天亮、剛睡醒時，或是運動的時候，那麼就稱為「慢性咳嗽」。

導致慢性咳嗽原因有可能是過敏、鼻涕倒流、感染或其他，以下分別說明：

過敏

「敏感性呼吸道」和氣喘的孩子，在氣管受到過敏原、非過敏原刺激物（二手菸、汙染空氣）刺激時，就會發生支氣管的收縮及發炎反應。這裡要特別注意，氣喘除了喘鳴咻咻聲、胸悶、呼吸急促外，也可能只以慢性咳嗽表現。

而且通常在夜間及清晨情形最嚴重，還會有大量痰液。可能與溫差及棉被、枕頭等過敏原含量高的物品接觸有關係。

治療方法：配合氣管擴張藥物，或類固醇性及非類固醇性抗發炎藥物，加強環境控制。

鼻涕倒流

鼻涕倒流刺激咽喉和氣管而引起劇烈咳嗽，最常在小朋友晚上剛睡下不久發生，也許還會聽見倒吸鼻涕、清喉嚨等聲音出現。

治療方法：考慮給予抗生素及抗過敏藥物。

感染

　　1. 反覆性呼吸道病毒感染：如呼吸融合性病毒、鼻病毒、百日咳病毒、
　　　　副感冒病毒、腺病毒。

　　2. 細菌感染：如黴漿菌、披衣菌引起的非典型肺炎、肺結核。

　　　　以上兩種感染也會在各個年齡層孩童引起慢性咳嗽症狀。

治療方法：針對病原體的清除來治療。

其他

　　異物的吸入、胃食道逆流、呼吸道結構異常、氣管肺部腫瘤、心臟衰
竭、先天性免疫功能較低下等，也會造成慢性咳嗽。

　　當小朋友咳嗽時間持續三周以上時，請趕快就醫，交由醫師專業診斷，
從根本做起！而無論何種因素引起的大量痰液，痰液的排出也相當重要。除
了化痰藥物，水分適時補充，還有拍痰也能協助小朋友痰液排出。

　　早期診斷早期治療，除了不使原來問題惡化，也不會忽略因咳嗽而引
起副作用，如：胸內壓高造成嘔吐、頭痛、氣胸，甚至腦結膜下出血等。

如何區分感冒與氣喘的不同

是感冒還是過敏？下圖幫您簡單區分：

	感冒	氣喘
誘發因子	上呼吸道細菌或病毒感染	過敏原刺激造成
症狀	喉嚨痛、發燒、咳嗽、鼻塞、流鼻水和打噴嚏	間接性的呼吸困難、咳嗽及喘鳴且有胸悶情況（不會發燒）
分泌物	黃、黃綠色黏稠	白色、透明
好發時間	一整天都不會停	在夜間或清晨特別容易發生
病程	約一至二周之內痊癒	過敏原及發炎反應還存在，就會一直持續（超過十天）

氣喘的大致分類

氣喘的致病原因相當複雜，根據致病機轉可分為二大類：

外因性氣喘

由外來過敏原引起，例如：蟎、動物、黴菌、花粉等。

內因性氣喘

由原本對正常人沒有影響的刺激原所引起，例如：天氣、藥物、感染、心理壓力等。

氣喘常見的三大症狀

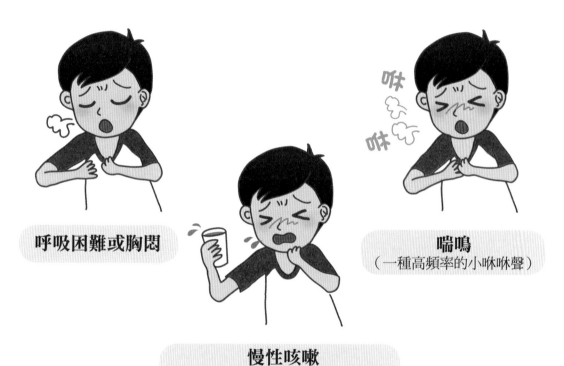

呼吸困難或胸悶

慢性咳嗽
（尤其是夜間、凌晨或運動時發作）

喘鳴
（一種高頻率的小咻咻聲）

如何診斷氣喘

　　到目前為止，尚無任何單一種實驗室或臨床症狀及表徵就可用來診斷氣喘，因此，氣喘的診斷主要還是需要依靠病史、理學檢查及實驗室檢查合併評估。也由於引導時顧及幼兒理解能力，所以五歲以下不做肺功能檢測，五歲以上才適用喔。

病史

病人通常會表現有反覆性的咳嗽、胸悶、喘鳴及呼吸急促，且病人常有過敏史及家族史。

理學檢查

氣喘發作時，可以看到病人呼吸急促，並且可以聽到喘鳴聲。由於呼吸困難，頸部及胸部肌肉會用力收縮，以幫助呼吸。使用聽診器可以聽到明顯的喘鳴聲，同時理學檢查也要注意是否有濕疹的皮膚炎或過敏性鼻炎等特徵。

實驗室檢查

1. 過敏檢查：找出病人是否為過敏體質或其致敏原。
2. 肺功能檢查：當病人發作時，肺功能檢查可發現呼吸道阻塞。分為以下兩種：
   (1) 支氣管擴張試驗：讓病人吸入支氣管擴張劑藥物前後，做一次肺功能檢查，以診斷呼吸道過度敏感反應變化。
   (2) 藥物激發試驗：病人沒有發作時，作此試驗可看出呼吸道敏感反應。
3. 胸部 X 光檢查：主要在排除氣喘以外會引起喘鳴聲的疾病，例如：氣管內異物或其他心肺疾病。

肺功能檢查

肺功能測量可作為確診五歲以上氣喘病人的依據，測量時需要病人的充分配合。以下兩種方式較為普及：

1. 肺量計（Spirometry）

氣喘病人在吸入支氣管擴張劑後十五至二十分鐘，其第一秒呼氣容積（FEV1）增加 12% 以上，且增幅達 200 ml 以上，表示是可逆性的支氣管收縮，符合氣喘之診斷。氣喘病人不一定每次檢測都會呈現陽性反應，必要時可反覆測試以提高精確度。

2. 尖峰吐氣流量（PEF）變異度

可與病人過去最佳測量值相比較，PEF 之每日變異度，若大於 20% 即可能為氣喘。在吸入支氣管擴張劑後。PEF 增加 60 L/min 或增加達到吸藥前測值的 20% 以上，表示可能為氣喘。

主要好發年齡區塊

約在三歲到九歲。

徵狀

平日無徵狀，但急性發作時須特別小心注意，尤其幼兒。

發病原因

氣喘是慢性、長期呼吸道反覆發作的氣流阻滯病變。

過敏原的刺激使白血球、淋巴球等等的發炎細胞浸潤於呼吸道黏膜下，平時沒有症狀時，許多發炎細胞仍是浸潤支氣管持續發炎，所以當急性發作時，現象就會更嚴重。這是一連串複雜的免疫反應步驟，遺傳與外在環境也牽涉其中喔。

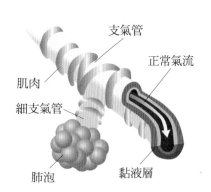

支氣管
正常氣流
肌肉
細支氣管
肺泡
黏液層

正常的支氣管

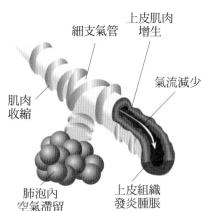

細支氣管
上皮肌肉增生
肌肉收縮
氣流減少
肺泡內空氣滯留
上皮組織發炎腫脹

發炎的支氣管

急性發作時呼吸道的發炎變化

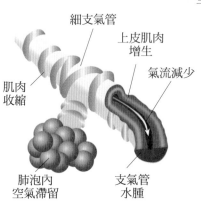

細支氣管
上皮肌肉增生
氣流減少
肌肉收縮
肺泡內空氣滯留
支氣管水腫

水腫的支氣管　呼吸道持續發炎時的組織變化

改善方式與預防

藥物治療

氣喘藥物分兩大類，一類是緩解症狀用的支氣管擴張劑，一類是控制型抗發炎藥物。這兩大類藥物品各有口服及吸入型兩種劑型。

緩解型藥物（有症狀時短期使用）

緩解型藥物的藥效迅速，所有氣喘病人都需要備有緩解型藥物，在急性發作期能快速緩解支氣管收縮，放鬆氣道周圍縮緊的平滑肌肉，使氣道開通，解除咳嗽、呼吸困難等氣喘症狀。

主要是**交感神經作用劑、茶鹼**兩種。雖有口服及吸入型，但以使用吸入型為原則，藥物直接在呼吸道達到較高的濃度，且減少全身性的副作用。

通常有症狀或運動前使用吸入型擴張劑可以預防運動後的氣喘發作；有些須照常規吃的擴張劑，特別要在睡前吃，可以預防半夜出現症狀。

可能的副作用包括：手抖、心跳加速、不易入睡、緊張等，這些副作用是因為對該種藥物比較敏感造成，只要減輕劑量就會消失。

控制型藥物（預防性長期規律使用）

控制型藥物能夠協助降低呼吸道發炎反應，進而減少突然發作的機會，必須長期每天使用。不過這類藥物無法快速放鬆平滑肌，因此無法中止急性發作的症狀。

主要有**吸入型類固醇**（最重要）、**抗組織胺劑、抗白三烯素**三種。對於經常出現氣喘症狀的病人，規則使用吸入型類固醇能使發炎反應獲得控制，症狀自然就會減少；過去的吸入型類固醇會有全身性副作用，新一代已沒有

這種副作用（如使肺泰、吸必擴、肺舒坦、輔舒酮、保衛康）。

吸入型類固醇會在少數病人產生輕微局部作用，如口腔內長白色念珠菌，可以用吸藥輔助器及漱口來預防。

規則性使用抗發炎藥物（抗組織胺劑、抗白三烯素、吸入型類固醇）並不會產生所謂抗藥性或依賴性。反之，沒有適當使用藥物，讓氣喘常常發作，呼吸道常常處在發炎狀態，久而久之，就可能出現不可逆變化，肺功能也就變差了。

預防性的抗發炎藥物（保養性藥物 ＝ 治本 ＝ 平常要使用）

氣管彈性疲乏（airway remodeling）

氣管彈性很好，但經過長期過敏發炎摧殘，久而久之原本彈性很好的氣管也會彈性疲乏，氣管管壁變厚，以致能夠用來呼吸的管道空間只剩下一些些，當然就會有呼吸喘、運動喘、胸口悶等不舒服症狀出現。

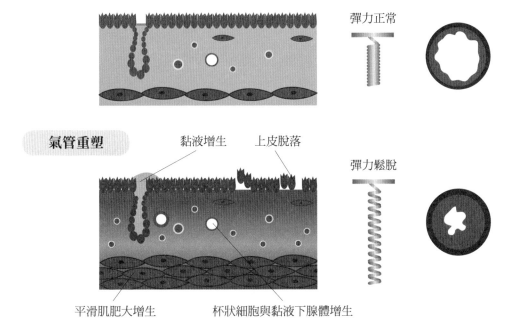

正常氣道

彈力正常

氣管重塑

黏液增生　上皮脫落

彈力鬆脫

平滑肌肥大增生　　杯狀細胞與黏液下腺體增生

吸入型類固醇以外的氣喘藥物小藥典

吸入型長效乙二型交感神經致效劑

（建議使用年齡：四歲以上）

不可單獨使用，必須併用吸入型類固醇。通常將二藥併入一個吸藥器，效果更好。劑量低、副作用不多，如：心跳增加、手顫抖和低血鉀症等。

茶鹼製劑（Theophylline）

（妊娠用藥安全等級 C 級。若能使用吸入型類固醇、抗白三烯素類藥物，就不建議使用此藥）

也是併用吸入型類固醇，但效果較不如吸入型長效乙二型交感神經致

效劑。

　　低劑量茶鹼有抗支氣管發炎控制效果，副作用也不多。有些對吸入型類固醇、抗白三烯素類藥物和長效乙二型交感神經致效劑類藥物都控制不良的特定兒童群，低劑量的 theophylline 可能會有效。但是每天劑量達 10 mg/kg，副作用會增加，如：噁心、嘔吐、失眠、心律不整、抽搐等。由於治療血中濃度範圍很窄，但代謝率在病患間的變化很大，要密切監測血液濃度。

Cromones

（妊娠用藥安全等級 B 級）

吸入型 cromones 雖然副作用少，但是抗發炎效果遠不如吸入型類固醇。

口服長效乙二型交感神經致效劑（支氣管擴張劑）

　　比吸入型的副作用更多，不可單獨使用，雖可與吸入型類固醇合併使用，但需注意心臟副作用。

抗 IgE 抗體（omalizumab）

（妊娠用藥安全等級 B 級。相當昂貴，須建保申請或自費）

　　只適用於血中 IgE 增加的重度氣喘病人且已在使用吸入型類固醇、吸入型長效乙二型交感神經致效劑和茶鹼製劑甚至加上口服類固醇仍然難以控制的病人。

　　皮下注射，每二至四星期注射一次，依體重和血中 IgE 測值給藥。價格甚昂貴，副作用少，只有注射部位疼痛和瘀青，罕有急性過敏反應（anaphylaxis）。

口服類固醇

（妊娠用藥安全等級 C 級，若在懷孕首三個月則是 D 級）

副作用大，非不得以不可長期使用（不超過一星期為原則），一旦要長期服用，盡量用低劑量，且以隔日服用副作用較少。

長期使用副作用：骨質疏鬆、高血壓、糖尿病、白內障、青光眼等。

抗白三烯素類藥物（欣流、Singulair、Monteleukast）

（妊娠用藥安全等級 Montelukast 是 B 級）

副作用甚少。藥效不如吸入型類固醇，通常當作輔助的添加藥物，在成人吸入型類固醇加白三烯調節劑之療效不如吸入型類固醇加長效吸入型支氣管擴張劑。

FDA 制定之懷孕五等級用藥安全分級說明

級別	定義
A	針對孕婦所做的研究中，有足夠的證據證明用於懷孕初期及後期皆不會造成胎兒之危害。
B	動物實驗證實對胎兒無害但缺乏足夠的孕婦實驗；或動物實驗有副作用報告，但孕婦實驗無法證明對懷孕初期及後期之胎兒有害。
C	動物實驗顯示對胎兒有害但缺乏控制良好的孕婦實驗；或缺乏動物實驗或孕婦實驗數據。
D	已有實驗證實對人類胎兒之危害；但緊急或必要時權衡利害之使用仍可接受。
X	動物實驗及/或孕婦實驗業已證實對胎兒有害，且使用後其危害明顯大於其益處。

氣喘藥物的正確認知

　　孩子長期口服類固醇，家長多半會擔心月亮臉、水牛肩、影響生長發育等副作用，但是其實只有極少數氣喘病人須長期服用**低**劑量類固醇，多數病人平日保養並不需要，只有在急性發作才即時並必要性的使用口服或針劑類固醇，來有效控制急性氣喘症狀。

　　慢性、長期控制氣喘，雖需用吸入型類固醇協助，但研究發現，長期適當使用不但有效改善氣喘症狀，也不會有一般所認知的類固醇副作用。這是因為吸入型類固醇的使用劑量僅有口服類固醇的 1/20 ～ 1/100，也就是**使用一年的吸入類固醇，只相當於吃一顆口服類固醇的量**，可見劑量非常低。

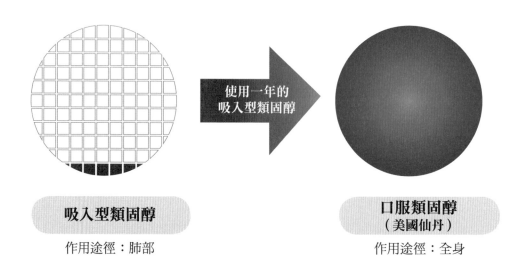

使用一年的
吸入型類固醇

吸入型類固醇

作用途徑：肺部

口服類固醇
（美國仙丹）

作用途徑：全身

Q：小朋友使用吸入型類固醇是否會影響發育？

A：「台灣兒童氣喘診療指引」指出，新一代吸入型類固醇是治療小朋友氣喘最有效的第一線藥物。連續使用五至六年的吸入型類固醇，對生長是不會有影響的，但如果沒有按時使用吸入型類固醇等氣喘保養藥物，病情沒有妥善控制，可能因此半夜咳嗽、中斷睡眠，或因急性發作而使用口服或注射類固醇，反而會造成孩童生長遲緩。

Q：長期使用類固醇會上癮嗎？

A：吸入型類固醇並不會上癮，若小朋友能夠遵造醫生的建議配合使用，用藥的劑量還可能逐漸減少或停藥。所以建議小朋友還是應該定期接受氣喘專科醫師的個別診察，紀錄氣喘日誌或使用氣喘 App，並依需求適度調整吸入型類固醇的劑量，這樣才能用最少的藥物來控制氣喘。

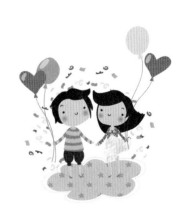

如何準備艾敏適

以下情況您必須進行準備鼻噴劑程序

- 首次使用鼻噴劑前
- 蓋子曾經沒有蓋回

鼻噴劑的準備程序能確保您每次都能得到完整的藥物劑量。請依下列步驟進行：

❶ 蓋回蓋子，並將鼻噴劑用力搖勻大約十秒鐘。

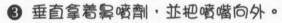

❷ 用拇指和食指輕輕夾著蓋子兩邊，直立取下蓋子。

❸ 垂直拿著鼻噴劑，並把噴嘴向外。

❹ 緊實地按壓按鈕一口氣到底，並重覆至少6次直到空中出現一團微細的噴霧

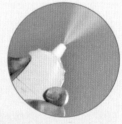

現在您可以隨時
使用您的鼻噴劑♥

如何使用艾敏適

❶ 用力搖勻鼻噴劑

❷ 取下蓋子

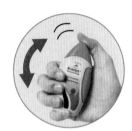

❸ 擤清鼻孔，然後頭稍微向前傾

❹ 垂直拿着鼻噴劑，將噴嘴小心地放進其中一邊鼻孔

❺ 將噴嘴末端稍微向外，離開鼻中隔。這有助藥物達到鼻孔內正確部位

❻ 用鼻吸氣時，請緊實地按壓按鈕一口氣到底

❼ 小心不要讓藥物噴進眼睛。如果發生這種情況，請用清水沖洗眼睛

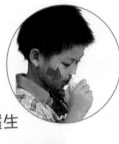

❽ 移出噴嘴，並用口呼氣

❾ 如果您的醫生告訴您，每邊鼻孔必須噴兩次的話，重覆步驟 4 至 6

❿ 噴藥於另一邊鼻孔時，亦請重覆步驟 4 至 6

⓫ 把蓋子蓋回鼻噴劑

如何清潔艾敏適

每次使用完畢

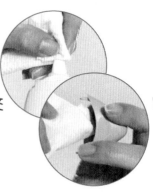

- 請用乾淨的乾紙巾來擦拭噴嘴和蓋子內面。請勿用水來清潔

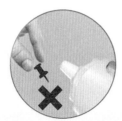

- 請勿使用別針或任何利器在噴嘴上

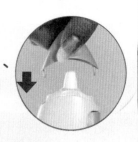

- 清潔完畢請立即蓋回蓋子，以防塵、保持瓶內的壓力，並防止噴嘴堵塞

如果鼻噴劑看似未能正常運作

▲ 透過窗格內的液體水平檢查是否仍有剩餘藥物。如果水平太低，剩餘藥物可能不足以讓鼻噴劑正常運作

▲ 檢查鼻噴劑是否有損壞

▲ 如果您認為噴嘴可能被堵塞，請勿使用別針或任何利器來清潔

▲ 嘗試依「如何準備鼻噴劑」的指示來重新備妥鼻噴劑

如何正確使用 Accuhaler™

準納™乾粉吸入器

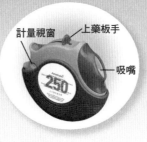

計量視窗　上藥板手

吸嘴

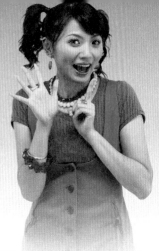

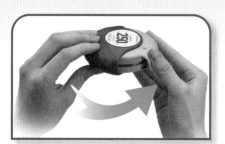

1 開

用一隻手將準納乾粉吸入器拿住，讓計量視窗面對你，把另一隻手的大拇指放在拇指手把上，向後推至盡頭卡住。

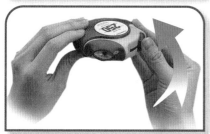

2 上藥

這時你會看到上藥扳手，用大拇指將上藥扳手向後扳到底，你會聽到 " 嗒 " 一聲，此時即有一次劑量可供使用。

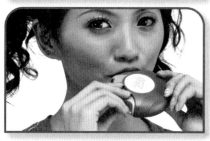

3 吸

先向外吐一口氣（勿朝吸嘴吹氣），然後將吸嘴放入嘴唇內，快速地吸飽一口氣，然後將準納乾粉吸入器挪開嘴唇，並停止呼吸 10 秒鐘，再慢慢呼氣，即完成一次吸入劑量。

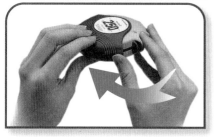

4 關閉

用大拇指向左推，關上準納乾粉吸入器，待下次使用。（不需扳回上藥扳手）

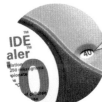

第一次使用時，計量視窗上的數字顯示⑥⓪，
每使用一次，數字依序遞減，
若只剩 ⑤ ~ ⓪ ，數字會變成紅色。

藥物含有乳糖成份使用後有確認感

注意事項：
1. 吸藥後請漱口以避免口腔念珠球菌感染
2. 相關的使用問題請詢問您的醫師

gsk GlaxoSmithKline 荷商葛蘭素史克藥廠(股)公司台灣分公司

本資料僅供醫護人員提供給使用本吸入器之患者相關資料請參考仿單

如何正確使用 Metered-Dose Inhaler
定量噴霧吸入器

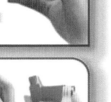

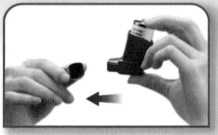

1

請輕壓蓋子左右兩側往外拿開
（蓋子內的突起處為防止誤壓裝置，用完時由原方向蓋回）

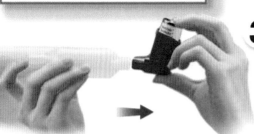

2

為預防藥物顆粒沉澱，請將噴霧吸入器上下搖動，使藥物均勻。

3

接上塑膠延伸管。

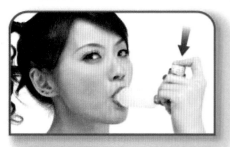

4

慢慢呼氣後，將定量噴霧吸入器延伸管開口含在口中，開始緩慢深吸氣並同時壓噴霧吸入器之鐵罐部份，繼續緩慢深吸氣，動作不可中斷。

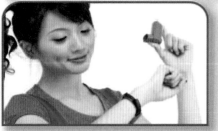

5

屏氣 10 秒鐘，然後恢復呼吸，若醫師指示吸入第二劑時，請間隔 30 秒鐘後，再吸入下一劑。

注意事項：
1.吸藥後請漱口以避免口腔念珠球菌感染
2.相關的使用問題請詢問您的醫師

為什麼要換成 Evohaler with Dose Counter：

研究顯示使用 Seretide Evohaler with Dose Counter
的病患用藥遵循率高達98%，並可幫助病患：
- 增加對藥物的信賴感
- 避免藥物用盡、無藥可用的情形
- 提升疾病控制

Evohaler with Dose Counter 的三大特點

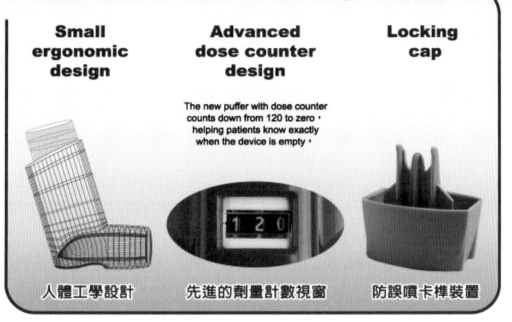

Small ergonomic design	Advanced dose counter design	Locking cap
	The new puffer with dose counter counts down from 120 to zero，helping patients know exactly when the device is empty，	
人體工學設計	先進的劑量計數視窗	防誤噴卡榫裝置

Evohaler with Dose Counter 使用方式

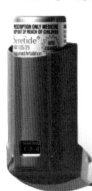

1. 每支 Evohaler with dose counter 開始使用時，計數視窗均約顯示為 124(puff)。

2. 第一次使用前，應先移開吸嘴蓋，充分搖勻後，對空噴數次，直到計數視窗呈現 120(puff)，便可開始使用。

3. 若相隔一個星期以上未使用時，也建議於再次使用前，充分搖勻並對空噴出一次劑量後再使用。

4. 當計數視窗顯示為 020 時，建議病患應與醫師預約回診或拿藥的時間。

5. 當計數視窗顯示為 000 時，即應停止使用；顯示為 000 時，Evohaler 仍可按壓，但無法提供有效的治療劑量。

gsk GlaxoSmithKline 荷商葛蘭素史克藥廠（股）公司台灣分公司

本資料僅供醫護人員提供給使用本吸入器之患者，相關資料請參考仿單。 有關個人醫療問題，請諮詢專業醫師。

TW/SFC/0028/12-JULY 2012

生體可用率（Bioavaibility）

　　為什麼一樣是類固醇，吸入型的類固醇藥物不會產生全身的作用呢？這和「生體可用率」有關。

　　所謂的「生體可用率」＝生物利用度＝生體利用率＝生體可用率，在藥理學上是指所服用藥物的劑量有多少部分能到達體循環，是一種藥物動力學特性。

　　按照定義，當藥物以靜脈注射時，它的生物利用度是 100%。但當藥物是以其他方式服用時，如口服，吸入，皮膚擦拭等，它的生物利用度因不完全吸收及其他因素影響而下降。

　　一種藥物的絕對生物利用度，若是非注射式的，一般都會是少於100%，而不同的生理學因素也會令藥物進入體循環前的效益下降。如：被消化道內的細菌代謝、受腸胃道黏膜吸收率影響，或腸的蠕動亦會改變藥物的分解或也可能在到達體循環前就被肝臟代謝。

　　每一個因素都會因應不同的病人而有所不同，甚至在同一病人於不同時間亦會有所分別，還有，同時與食物服用會影響吸收嗎？與其他藥物同時服用會影響吸收嗎？

　　而新一代的吸入型類固醇，如史肺泰之類的吸入型藥物，其生體可用率約為 1%，也就是說吸入一百分的藥物只有一分會到血液循環中，所以也就沒有傳統口服類固醇的副作用。

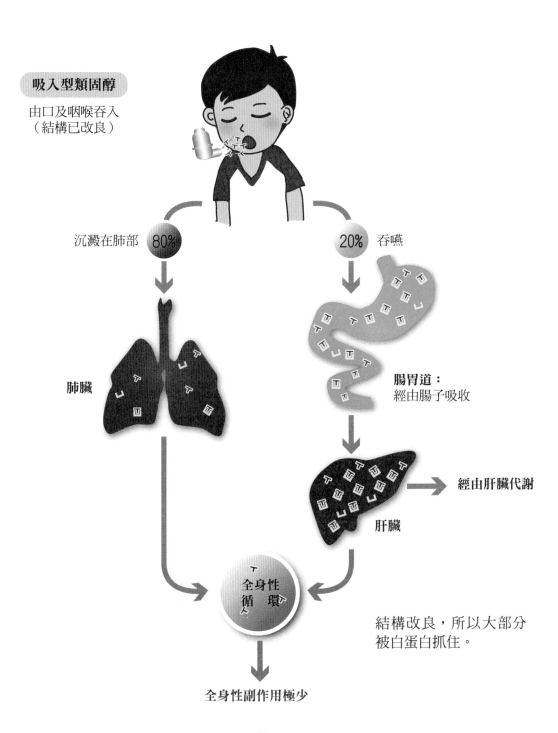

吸入型類固醇

由口及咽喉吞入
（結構已改良）

沉澱在肺部 80%　　　20% 吞嚥

肺臟

腸胃道：
經由腸子吸收

經由肝臟代謝

肝臟

全身性
循　環

結構改良，所以大部分
被白蛋白抓住。

全身性副作用極少

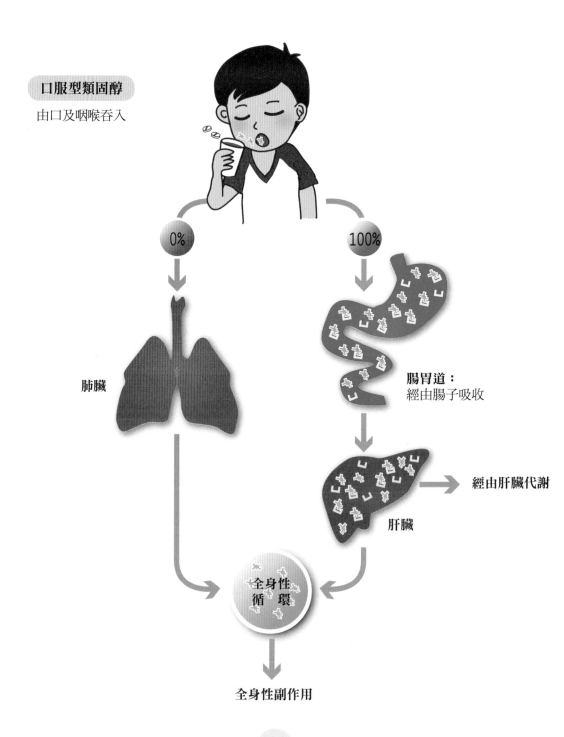

口服型類固醇
由口及咽喉吞入

0%

100%

肺臟

腸胃道：
經由腸子吸收

經由肝臟代謝

肝臟

全身性
循　環

全身性副作用

預防急性發作三原則

1 避免過敏原：避免誘發氣喘的刺激因子。在台灣最常見的就是家塵、塵蟎、蟑螂、貓毛、狗毛及黴菌等。

2 適當的藥物治療與環境控制：遵循醫師醫囑與居家環境維護。

3 避免呼吸道感染：乾冷環境中進行激烈運動或食用冰冷飲料及食物、汙染的空氣、二手菸、刺激性味道如油漆、樟腦丸、殺蟲劑、廚房油煙等等，都會誘發急性發作要盡量避免。

另外，積極治療鼻竇炎、中耳炎、黴漿菌、過敏性鼻炎及胃食道逆流潛在的疾病，也是改善氣喘控制情況的要件。

特別注意！

　　小於五歲幼童在「嚴重」急性氣喘發作時，有下面情況要立刻送至醫院急診室！

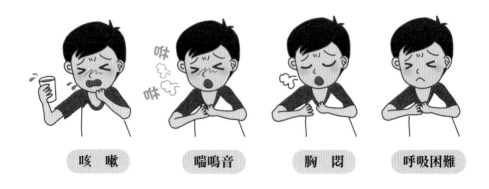

咳　嗽　　　　喘鳴音　　　　胸　悶　　　　呼吸困難

氣喘發作前，常有前兆徵狀，若能了解這些徵兆並給予適當治療，就可避免氣喘再次發作，這些症狀包括：

- 呼氣時間超過吸氣時間的兩倍以上。
- 休息時也有嚴重症狀。
- 呼吸速率變快且喘不過氣來，呼吸時鼻孔鼻翼搧動，嘴唇發青。
- 已經在使用呼吸輔助肌來幫助呼吸，如腹部肌肉、胸壁肋間和頸部肌肉。
- 不自覺地維持前傾坐姿，肩膀緊繃提高，無法躺下。
- 說話長度變短，上氣不接下氣，僅能在每次短暫呼吸之間吐出隻字片語。
- 尖峰吐氣流速下降。

居家自我照護

確認有氣喘並且接受醫師診斷

氣喘兒平常會以咳嗽來表現，所以不是喘鳴發作、呼吸困難才懷疑氣喘的可能。小朋友常夜咳或咳嗽超過十天，或天氣一變冷就咳，天氣轉好咳嗽也隨之減少，就要懷疑氣喘可能性。

當醫師診斷為氣喘時，不需過度憂心，三分之一的兒童會「痊癒」，三分之一會日漸轉好，只有三分之一會惡化。所以接受它，用心且正確的治療它，是戰勝氣喘的不二法門。

用心看待

氣喘的危險性就是突然的急性發作，由於會引起呼吸困難甚至危及生

命，是萬萬不可輕忽的。治療氣喘，首先避免與過敏原的接觸，減輕呼吸道受到損傷；減少進出公共場所、避免感冒機會；規則使用治療氣喘的抗發炎藥物，更是治療氣喘很重要的法寶。

善加運用小助手：尖峰吐氣流速計

五歲以上的氣喘兒或有氣喘家人，定期的使用尖峰吐氣流速計，可以知道自己的肺功能狀況，配合醫療照護，肺功能就能保持在最好的狀況了。

警覺氣喘發作前的症狀

◆半夜常因咳嗽或胸悶醒來。

◆最近使用支氣管擴張劑的次數大增。

◆日常活動或運動的耐性大受影響，只要稍微走動一下都會咳嗽或胸悶。

◆呼氣流量降低至超過個人最好值的 20% 以上，都要特別小心。

如何知道氣喘控制情況？（GINA 全球氣喘創議組織建議）

長期的藥物控制，遠比僅在急性發作時才針對症狀作治療，更能有效抑制支氣管慢性發炎現象，且對於氣喘症狀控制、肺功能改善及預防急性發作等均有益處。

但要如何氣喘控制的情況呢？以下提供兩個簡易量表方便讀者自我檢視。

五歲以下兒童氣喘控制程度表

特　　徵	良好控制	部分控制	未獲控制
日間症狀：喘鳴、咳嗽、呼吸有困難	無	每周多於二天	每周多於二天
日常活動的限制	無	任何	任何
夜間症狀或醒來	無	任何	任何
需要緩解型藥物	每周少於二天	每周多於二天	每周多於二天

部分控制：出現任一個特徵➡維持目前用藥。

未獲控制：出現任二個特徵➡需要與醫師討論加藥。

良好控制：沒有出現任何特徵➡與醫師討論減藥。

超過五歲兒童及成人氣喘控制程度表

指　　標	良好控制（以下項目需全部達到）	部分控制（任一項目有任一出現）	未獲控制
日間症狀	沒有（每周二次或二次以下）	每周二次以上	在任何一周出現三項或三項以上
日常活動的限制	沒有	有	
夜間症狀或醒來	沒有	有	
需要緩解型藥物	沒有（每周二次或二次以下）	有每周二次以上	
肺功能（尖峰流速或第一秒呼氣量）	正常	<80% 預測值或個人最佳值	
惡化	沒有	每年一次或以上	在任何一周中出現一次或以上

氣喘控制測量工具

　　常用的氣喘控制測量工具有二，一是尖峰吐氣流速計，一是氣喘控制測驗。以上兩種記錄方式都各有好處，且互相獨立。但由於並非每位氣喘兒童都能早晚執行尖峰吐氣流速計，所以建議仍須每月填寫一次「氣喘控制測驗」，了解氣喘的控制狀況。

1. 尖峰吐氣流速計

　　尖峰吐氣流速計是一種簡易的肺功能監測器，病患可以自行在家測量，依照嚴重程度以紅燈、黃燈、綠燈三區表示，能夠幫助患者了解氣喘發生的嚴重度及控制的情況。

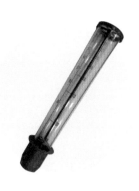

使用方法

1. 站立或坐直姿勢，將指標歸「0」，水平握住尖端吐氣流速計。
2. 盡力深吸飽氣。
3. 兩唇緊含吹口，舌頭勿頂住吹口，盡最大速度，瞬間用力快速吹出。
4. 記錄結果。
5. 再重複步驟 1 ～ 3 兩次，將紀錄中最高值記錄下來。

峰速值量表

請依照說明自我實測並填下數據紀錄，作為量表依據。

峰速值量表

峰速值個人最佳值_____L/min
（說明：在無感冒或氣喘的情況下，連續二周，每日早晚紀錄峰速值，其中最高的一次即為個人最佳值。）

峰速值綠燈區：於_____L/min　　情況穩定
（說明：個人最佳值的 80%，變異度低於 20%。）

峰速值黃燈區：於_____L/min ～_____L/min　　要小心！
（說明：個人最佳值的 60% ～ 80%，變異度約在 20% ～ 30% 之間。）

峰速值紅燈區：於_____L/min　　醫療警訊！
（說明：個人最佳值的 60% 以下，或變異度高於 30%。）

$$每日變異度：\frac{PEF晚上-PEF早晨}{1/2（PEF晚上＋PEF早晨）} \times 100\%$$

舉例說明：

峰速值量表

峰速值個人最佳值＿＿＿＿＿400＿＿＿＿＿L/min
（說明：在無感冒或氣喘的情況下，連續二周，每日早晚紀錄峰速值，其中最高的一次即為個人最佳值。）

峰速值綠燈區：於＿＿320＿＿L/min　　情況穩定
（說明：個人最佳值的 80%，變異度低於 20%。）

峰速值黃燈區：於＿＿240＿＿L/min ～＿＿320＿＿L/min　　要小心！
（說明：個人最佳值的 60% ～ 80%，變異度約在 20% ～ 30% 之間。）

峰速值紅燈區：於＿＿240＿＿L/min　　**醫療警訊！**
（說明：個人最佳值的 60% 以下，或變異度高於 30%。）

例：小明早晨的 PEF 是 300，晚上是 400，他的每日變異度是

$$每日變異度： \frac{400 - 300}{1/2（400 + 300）} \times 100\% = 28.57\%$$

2. 兒童氣喘控制測驗

　　氣喘控制測驗（Asthma Control Test™，簡稱 ACT）為全球通用的氣喘監測工具，使用容易、操作簡單且能反映出過去一個月的氣喘控制情況。

　　此測驗包含七項問題，由小朋友和家長一起填寫。根據臨床研究測試，氣喘控制測驗之分數不僅可靠、有效且能成為處方調整上的參考，是您與醫師之間有效溝通的最佳平台。

兒童氣喘控制測驗

請您的孩子完成以下問題

第一題　今天你氣喘的狀況如何？

　　　0□非常不好　1□不好　2□好　3□非常好

第二題　當你跑步、運動或玩耍時，氣喘會造成多大的問題？

　　　0□那是個大問題，我無法做我想做的

　　　1□那是個問題，我並不喜歡

　　　2□是有點問題，但還好

　　　3□並不會造成問題

第三題　你會因為氣喘而咳嗽嗎？

　　　0□會，一直如此　　　1□會，大部分時候

　　　2□會，有些時候　　　3□不會，從來不會

第四題　你會因氣喘而在夜裡醒來嗎？

　　　0□會，一直如此　　　1□會，大部分時候

　　　2□會，有些時候　　　3□不會，從來不會

以下問題由家長完成

第五題　在過去四星期，平均每個月有幾天，您的孩子在白天出現了氣喘症狀？

　　　5□完全沒有　4□1～3天　　3□4～10天

　　　2□11～18天　1□19～24天　0□每天都有

第六題　在過去四星期，平均每個月有幾天，您的孩子在白天因氣喘而發出哮喘聲？

　　　5□完全沒有　4□1～3天　　3□4～10天

　　　2□11～18天　1□19～24天　0□每天都有

第七題　在過去四星期，平均每個月有幾天，您的孩子在夜間因氣喘而醒來？

　　　5□完全沒有　4□1～3天　　3□4～10天

　　　2□11～18天　1□19～24天　0□每天都有

測驗分數說明

總分27分 全面受到控制	26〜20分 控制良好	19分以下 未獲良好控制

分數 20 分以上

如果孩子分數在 20 分以上，那表示氣喘控制良好。當然醫師在評估孩子的氣喘是否獲得控制，可能還有其他需考量的因素，所以您還是應該與醫師討論。畢竟氣喘無法預測。孩子的氣喘症狀或許看起來輕微或不存在，但是仍有可能隨時發作。

不管小孩子自己覺得狀況有多好，都應該讓他定期進行這份兒童氣喘控制測驗，持續且定期回診（約一至二個月），以確保氣喘獲得良好的治療。

分數 19 分以下

如果孩子分數在 19 分以下，那應回想是否孩子氣喘未獲得良好控制。建議您與孩子的醫師約診，一起討論兒童控制測驗的結果，同時也詢問醫師氣喘治療計畫是否需要改變（是否需調整用藥種類及頻率）。而為了獲得控制的最佳效果，有些小孩子可能必須每天針對氣喘的兩個主因（呼吸道的發炎及收縮）來治療。

加強環境控制是預防氣喘的重要課題

對於氣喘我們明白多半是由外來過敏原所引起，所以加強環境控制，也是預防氣喘很重要的課題。以下是應注意的環境控制：

◉飼養貓、狗等有毛寵物，也要定期清洗，飼養於戶外最佳。

◉清掃居家環境，勤洗地毯、窗簾並曝曬，避免灰塵蓄積，且儘可能使用塑膠製的地墊或百葉窗。

◉黴菌最常滋生在家中陰暗潮濕處，除需經常打掃外，可以使用除濕機及配合濕度計，使室內的濕度維持在 50 ～ 60% 之間。

◉家中的寢具，如：床單、床罩、枕頭套等，建議每隔一至二周，以 55 ～ 65℃（約洗澡水轉到最熱的溫度）的溫熱水浸泡五到十分鐘，再丟入洗衣機，依一般洗衣程序清洗。

◉春秋季花樹盛開時，盡量在家裡使用空調並關窗，避免花粉類的過敏原進入。

◉室內禁菸，也應該要避免使用芳香劑。

◉氣溫變化過大時，要注意身體保暖，外出最好帶著圍巾、口罩來保護肺部及呼吸道。

◉呼吸道傳染病流行期間，減少出入公共場所及隨時記得戴口罩。

◉避免情緒劇烈起伏，過度興奮及悲傷均會影響。

運動誘發型氣喘

50% 到 70% 的氣喘兒，運動時會引起呼吸道收縮，導致氣管不通暢，甚至喘鳴或氣促，這就是所謂「運動誘發型氣喘」。

運動誘發型氣喘通常在劇烈運動後的六到八分鐘後會出現咳嗽、喘鳴，和氣喘發生徵狀一樣；嚴重時，要停止運動，並使用藥物緩解，通常在三十至六十分鐘內會恢復正常呼吸及肺功能。最危險的時間點是初出現症狀十分鐘內，要特別小心注意。

原因

劇烈運動下，呼吸速率及吸入空氣量都大為增加，可能因為吸入大量乾冷的空氣，引起呼吸道滲透壓改變，支氣管過敏細胞就釋出化學物質，引起支氣管收縮。

對孩童身心的影響

運動誘發型氣喘在乾冷空氣、空氣汙染、過敏原多的環境下特別容易發作，導致氣喘孩童畏懼運動、退縮，產生體能不良的自我設限，影響身心發展。事實上，適量的運動可改善肺功能及身體狀況，對身體是有莫大的助益。

孩童有運動誘發型氣喘時，可以這樣處理

1. 與體育老師溝通，因誘發型氣喘情形而須停止活動時，不誤會是偷懶。
2. 運動前作十五分鐘暖身或伸展運動，可使不穩定氣喘在往後三個小時內較不易誘發。
3. 選擇適合氣喘學童運動種類，以能間歇性休息的運動為佳，游泳為第一選擇，其他如排球、羽毛球、體操等，找出適合自己的運動。
4. 選擇適合運動的場所，避免塵土飛揚的室外環境或乾冷的空氣環境下運動。
5. 預防性藥物的給予，可在運動前數分鐘吸入短效型擴張劑（備勞喘或泛得林），或 sodium cromoglycate（咽達永樂）二下，嚴重者兩者也可合併使用，可維持二十四小時；亦可在運動前三十至六十分鐘使用

吸入型長效支氣管擴張劑，可維持九小時以上。

6. 運動中發作，立即停止運動，馬上給予吸入劑型短效擴張劑二到四下，需要時可十五至二十分鐘一次，共三次。保健室也應備吸入劑型短效支氣管擴劑。

7. 若常因運動誘發型氣喘就診，由醫師指示是否應調整平日保養類藥物治療。

8. 學校定期的衛教活動，能給予教導老師們及氣喘學童最新氣喘照護方法與知識。

美國職籃 NBA 球員羅德曼、奧林匹克運動員（至少有 20% 的金牌者是氣喘病患），就是正當運動很好的證明。所以正常的運動，對兒童身體發育及正常心理人格發展不可或缺，只要在運動前有足夠的暖身運動（最好三十分鐘），或運動前適當使用支氣管擴張劑，就可減少或減緩發作的嚴重度。

此外，約有 7% 的另一群人並不是所謂氣喘病人，但也會在劇烈運動後產生氣喘症狀，這又是為什麼呢？

那是因為，當正常呼吸時，空氣經由鼻子可以被濕化及加溫，空氣濕度約 80% 到 90%，同時，鼻子還可以幫我們去除汙染粒子包括花粉、孢子及灰塵等這些氣喘發作的引發因子；但是劇烈運動時，一般人會趨向嘴巴呼吸，此時空氣濕度大約只有 60 到 70% 左右，較冷且乾燥的空氣就直接進到我們的下呼吸道，進而引起氣喘發作。

最後提醒大家，氣喘兒無需避免運動，但下列情形要特別注意：

1. 感冒或已有其他感染身體不適時；

2. 空氣中花粉或空氣汙染較高時；

3. 氣溫太低時（若你非運動不可，戴口罩、圍巾或許有幫助）。

如果真的引發氣喘發作，最重要的要馬上停止運動並使用吸入性支氣管擴張劑，十五到三十分鐘後，可再用一次，若用過三次症狀還沒有改善甚至惡化，請務必迅速就醫。

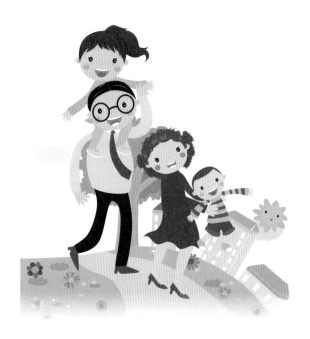

青少年常見過敏：過敏性鼻炎

　　台灣屬海島型氣候，環境濕熱溫差大，且空氣汙染嚴重，過敏性鼻炎極為常見，近年大台北地區學齡兒童的全面分析發現，發生率約 49%。隨著工業發達，環境汙染問題日益嚴重，生活方式日漸西化，過敏性鼻炎的罹病盛行率明顯逐年增加，且可能還會產生一些上呼吸道之併發症（如：鼻竇炎、中耳炎或是中耳積水等併發症），甚至有研究指出過敏性鼻炎患者發生氣喘的機會較一般人高三倍。因此，過敏性鼻炎可能會降低日常生活品質及平日工作表現，對於學童學習注意力及課業成績也會有某些程度影響，不可不重視。

鼻炎兩大類：過敏性鼻炎和非過敏性鼻炎
過敏性鼻炎

　　又稱鼻敏感，是對一些特定物質，如：螃蟹、蟑螂、樹、花、灰塵、黴菌、塵蟎之排泄物等過敏。鼻子會發癢、打噴嚏、流鼻水、鼻塞。

　　這種過敏性鼻炎，又可分為季節性（間接型）及全年性（持續型）兩種。前者有季節之不同而發作，如花粉症或是枯草熱（台灣較少見），後者則整年或多或少都有鼻炎症狀。

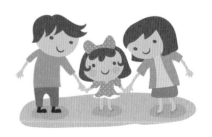

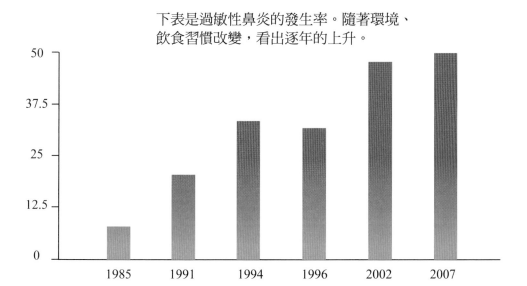

下表是過敏性鼻炎的發生率。隨著環境、
飲食習慣改變，看出逐年的上升。

非過敏性鼻炎

非過敏性鼻炎又分為**感染性**和**非感染性**兩種。

感染性鼻炎最常發生病毒性鼻炎，其次是細菌性鼻炎、鼻竇炎，還有其他種類感染性鼻炎。

非感染性鼻炎，以血管運動性鼻炎為最多。

一般而言，如果鼻炎症狀超過三個月，我們就稱為慢性鼻炎。

海島型氣候的台灣，濕熱加上空氣汙染嚴重，所以過敏性鼻炎也成為小兒科最常見的慢性病。過敏原方面，以對蟎過敏的患者最多，其餘為家塵、螃蟹、蟑螂、蝦、黃豆、花生、蛋白、牛奶、魚、黴菌等。

主要好發年齡區塊

兒童學齡期六到十二歲及青少年階段。有些會持續到成年時期。

徵狀

打噴嚏、流鼻涕（水）、鼻塞、鼻子癢、挖鼻子、戳鼻子、擠眉弄眼。

只要是鼻子內的任何發炎，都統稱鼻炎。可能是因病毒、細菌、過敏、自主神經失調等原因造成，鼻內會發癢或不舒服，眼睛、喉嚨常有搔癢感；所以過敏性鼻炎的人常常喜歡揉眼睛、揉鼻子以及清喉嚨。

以下臉部徵狀有沒有？可拿筆在右圖圈圈看

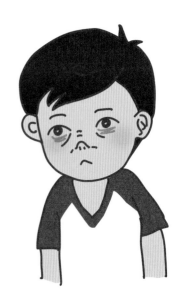

1. **黑眼圈（Allergic shiner）**：沒有熬夜、失眠，眼瞼下方卻常有黑眼圈。這是因為鼻腔內的慢性發炎，致使淋巴液回流不良而造成，也和過敏性結膜炎有關。

2. **丹尼氏線（Danial lines）**：下眼瞼數條由眼角內部向外散開的紋路，因為病童常喜歡揉眼睛所引起。

3. **朝天鼻（Allergic salute）**：鼻子癢時，手掌往上搓鼻子刺激很舒服，所以有些朝天鼻。

4. **橫摺紋（Transverse nasal crease）**：常常搓鼻子，鼻樑根部可看到一道道的橫紋。

以下徵狀有沒有？再拿筆勾勾看

☐ 5. 總是需要很多衛生紙（一天用掉半包）。

☐ 6. 不能抓癢時，只好臉兒扭啊扭，就像扮鬼臉（grimace）。

☐ 7. 鼻塞不通，張嘴呼吸比較順（mouth breathing）。

☐ 8. 鼻塞合併症：過敏性鼻炎的「共病關係」， 張口呼吸、打鼾、嗅覺失靈、中耳炎、聽力減退、頭暈、頭痛、口臭等併發症。

如果孩子有以上這些徵狀，請考慮懷疑是過敏性鼻炎的症狀喔！

如何區分過敏性鼻炎與感冒（鼻傷風）

因為兩者症狀類似，都會打噴嚏、鼻塞、流清鼻水、流淚、全身倦怠及頭痛，就算是醫生要區分，有時也非常困難。可是，感冒通常是以喉嚨痛開始，不易造成喉嚨及眼睛癢，但過敏的症狀就是依序而來。

分辨點	過敏性鼻炎	感冒
致病原因	過敏原刺激	病毒感染
主要症狀	打噴涕、流鼻水、鼻子癢、鼻塞、眼睛癢，但不會引起發燒和腸胃道症狀。	上呼吸道症狀，如：喉嚨痛、咳嗽，嚴重時可能有發燒、全身痠痛及腹瀉等腸胃道症狀。
症狀出現時間	在接觸到過敏原後隨即發作，出現時間不一定。	接觸到病毒數天後才出現。
症狀持續時間	不一定，可能間歇或整年持續出現。	持續時間約七至十天，通常會逐漸改善。

發病原因

　　過敏性鼻炎是人體自我保護免疫機制的排斥反應，成因很多，主要可以分三種：

　1. 先天性氣管毛病：使鼻腔對天氣變化、溫度、塵埃或特定因子產生反應。

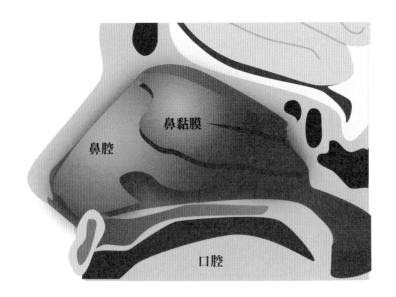

正常的鼻腔

鼻腔表面覆蓋著一層薄薄的鼻黏膜，
上面布滿許多微血管和腺體，
能幫助調節吸進空氣的溫度和濕度。

2. 後天性致敏原因：例如因為空氣汙染、藥物、花粉等過敏原的長期刺激而致病。

3. 一些神經性疾病也會誘發過敏性鼻炎，如抑鬱症。

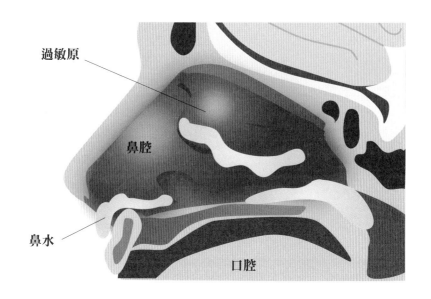

過敏原

鼻腔

鼻水

口腔

受刺激的鼻腔

鼻子接觸到過敏原後，引發一連串的免疫反應，
使得鼻黏膜腫脹和分泌物增加，而造成過敏症狀。

過敏性鼻炎患者有些也會患有哮喘，或合併其他的過敏性疾病，這稱為「共病關係」，就像異位性皮膚炎、過敏性結膜炎、蕁麻疹以及過敏性氣喘，常常也合併有過敏性鼻炎的困擾。

共病關係

身體所發生任一過敏徵狀，都可能與過敏性鼻炎有所關連，就稱之為「共病關係」。例如：

鼻炎沒有妥善治療，氣喘控制效果就會不好，鼻息肉與鼻竇炎比例也比較高。

➲ 無法正常呼吸下，需要張嘴協助呼吸，影響牙齒咬合發展，甚至日後需要進行牙齒矯正。

➲ 睡眠受到深度干擾，造成隔日精神狀況不佳。曾經有小朋友在半夜非常生氣地敲打床鋪抱怨著：「為什麼我睡不著？為什麼我很想睡覺卻鼻塞睡不著？可不可以讓我的鼻子通一點，讓我可以睡覺！」

改善方式與預防

1. 藥物治療：抗組織胺、血管收縮劑、抗發炎等藥物

抗組織胺藥物

可以停止組織胺刺激鼻腔，經常用來治療鼻過敏藥物，對於打噴嚏、流鼻水緩解很有效，部分有嗜睡副作用，且長期服用部分患者會有效果變差甚至無效的情形；目前新一代的長效型抗組織胺藥物，已較不會引起嗜睡，

所以服用次數可以減少，但須經由醫師處方取得。

去充血劑

　　可減少鼻組織的腫脹，使鼻腔暢通，減輕鼻竇的壓力。有口服及噴霧劑兩種。作用迅速，但不建議長期使用，長期使用後再停藥或劑量過多，反而會使腫脹症狀更嚴重。

抗發炎藥物

(1) **過敏細胞穩定劑（如 Intal 敏鼻素樂）：**只作用在鼻黏膜過敏細胞上，使過敏細胞穩定，減少鼻子的症狀，主在預防，但須連續使用三到四星期才能達到最佳效果。

(2) **類固醇（俗稱美國仙丹）：**可保護鼻腔組織不受刺激物的刺激，以達到減少腫脹及減緩鼻癢、打噴嚏等症狀。類固醇劑型有口服及噴鼻液兩種，跟去充血劑不同的是，只能由醫師處方。症狀比較嚴重時，醫師會處方口服類固醇，但因為副作用較大，通常幾天後就停藥。而噴鼻液屬於一種局部治療，直接噴在鼻黏膜，不經口服循環全身，產生全身性副作用極少，只偶爾會出現鼻腔乾燥、流血絲等現象，但在停藥後即可恢復。

類固醇：口服和鼻噴劑大不同

　　類固醇的副作用，大多是因長期口服而造成，相較之下，鼻噴劑的劑量相當低，幾乎沒有全身吸收的問題。

	口服類類固醇	類固醇鼻噴劑
作用時間	服用後約一至二小時吸收，療效在二十四小時內開始發揮。	噴藥後約七至八小時開始作用。通常需要較長期的使用（連續使用一至二周）才能發揮最佳療效。
作用範圍	全身。經血液循環到全身。	局部。直接作用在鼻黏膜。
副作用	副作用較大，例如：月亮臉、水牛肩、血壓升高、高血糖、骨質疏鬆等問題。對於孩童最大的影響是抑制骨骼生長和抑制腎上腺功能等。	極少產生全身性副作用，偶有鼻腔乾燥、流血絲等現象。長期使用不會造成和口服類固醇一樣的副作用，也不會影響孩童的長期生長。
用 法	短期使用。	可長期使用。

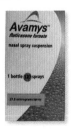
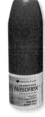

Avamys 艾敏釋鼻用噴液懸浮劑 ·······························▶
副作用：流鼻血、喉嚨腫痛、乾燥
適應症：過敏性鼻炎

Nasonex 內舒拿水溶性鼻用噴液劑（Schering-Plough）
副作用：鼻出血、頭痛
適應症：過敏性鼻炎、鼻息肉相關症狀

抗生素

一般治療不需要使用到抗生素，但鼻黏膜的細菌感染以及鼻竇炎時，會有膿狀鼻涕，黃綠色鼻涕，異味產生就必須合併使用。

肥胖細胞穩定劑（Cromolyn）

作用是穩定肥胖細胞，使其不釋放組織胺。主在預防過敏性鼻炎，但若已經發作則效果較差，使用方式一天四至六次，長期使用才有效果，與類固醇相同只能由醫師開立處方。

各種藥物治療效果比較

藥物	鼻塞	流鼻水	鼻子癢及打噴嚏	藥物效果
類固醇鼻噴劑	+++	+++	++/+++	12～48 h
口服抗組織氨	+	++	+++/++	12～24 h
口服去充血劑	+	-	-/-	3～24 h
肥胖細胞穩定鼻噴劑	+	+	+/+	2～6 h
過敏細胞穩定劑	-	++	-/-	4～12 h
抗三烯素（欣流）	++	+	-/-	無報告

2. 減過敏療法

當藥物治療效果不佳，醫師可能會建議減過敏療法，經由減過敏療法，使身體對過敏原不敏感。

減過敏療法（減敏療法），是針對所測知特定過敏原，以漸進方式將該過敏原注射入體內，讓身體產生忍受力的方法。

適用於過敏性鼻炎而條件最好是：

(1) 特定過敏原一定存在，無法避免者。

(2) 傳統藥物治療效果不佳者。

(3) 有強烈意願，能配合長期療程者。

治療的步驟

從最低濃度的過敏原開始做皮下注射，每周一至二次，逐量增加，至最高濃度最大劑量，再改為兩周一次，之後一個月一次，持續一至二年。一般而言，治療六個月後症狀可以緩解，針對單一過敏原過敏的病人療效較佳。

3. 控制過敏原（最重要）

經常暴露在過敏原環境，鼻過敏的症狀也會一直困擾著。所以也是治療計畫不可或缺的一部分。

塵蟎

家中塵蟎的最大來源：床墊、枕頭、棉被，所以建議防蟎床罩、枕、被套包覆，每二周清洗一次。不使用地毯及厚重窗簾布，避免絨毛或填充式玩具，以木質或塑膠製品代替充填式家具或使用經防蟎處理的皮革製品。注意室內濕度，可以避免蟎滋生。

灰塵

居家環境家具以簡單為主，飾品、家具、窗簾等盡量選購樹脂或塑膠材質製造，減少灰塵產生。減少不必要擺飾，經常打掃，最少一周二次，並盡可能使用吸塵器。床單、棉被、窗簾經常更換、清洗。

寵物

動物毛髮、排泄物皆是過敏原，身上也容易沾染灰塵、花粉及黴菌，所以最好不要飼養。如果已經飼養必須經常幫牠們洗澡，保持清潔，並清理排泄物。盡可能將寵物飼養在屋外，每次接觸後記得洗手。

黴菌

如果你對黴菌過敏，就該留意家中容易潮濕的地方。不要堆放雜物，經常清理廚房、浴室，保持透光、乾燥，避免黴菌滋生。環境若太潮濕，建議使用除濕機。

4. 手術

手術是矯正鼻中隔彎曲或修剪下鼻甲，以解除鼻塞的症狀，或用功能性內視鏡手術治療鼻息肉或鼻竇問題，使鼻炎不再惡化，又或採用冷凍治療，在局部麻醉下，利用零下 70℃ 低溫使腫脹的下鼻甲黏膜壞死，每邊鼻孔約一分鐘左右，術後後回診追蹤二至三次，清除壞死的鼻黏膜，可改善鼻塞的症狀。

勿信偏方

流傳街坊的中醫鼻療法，是以棉籤沾腐蝕性藥物，如枯樊散或膽酥等，插入鼻內燒灼，雖然現已強調中醫科學化，仍需注意因燒灼過度引起鼻前庭及下外側軟骨損傷而造成鼻孔狹窄、鼻翼塌陷及外型鼻孔不對稱。

專科醫師對於這些副作用的回復治療，只能防止症狀的惡化及促進鼻黏膜復原及再生，這些治療有時需要數個月甚至更久；而一旦燒灼過度形成嚴重萎縮性鼻炎、鼻中膈穿孔或鼻部變形，治療更加困難。

鼻炎並不難治，專科醫師會依不同病情施以諸如藥物、鼻噴劑、局部沖洗、冷凍治療、減敏治療、鼻黏膜電燒灼或手術等治療，定能緩解或治癒各類型鼻病。所以，千萬不要相信或寄望誇大不實的廣告，造成無法挽救的副作用，遺憾終身。

預防與關愛自己
你也可以和正常人一樣

鼻炎症狀擾人，沒有適當的治療病況可能會繼續惡化。尤其鼻炎的孩童無法專心讀書，常讓父母擔心。所以對鼻炎有所了解，遵照醫師的指示及注意居家環境，就能緩解及良好控制惱人的鼻病。

預防方法

日常生活習慣開始，有效預防減少鼻子敏感發作及緩和病徵。

(1) 定期清潔，家居環境乾爽及空氣流通。

(2) 避免地毯或厚窗簾布，減低滋生塵蟎機會。

(3) 避免種植開花的植物，減少花粉性敏感。

(4) 減少接觸動物毛髮及皮屑。

(5) 定期清洗枕頭、床單（需熱水燙過喔）。

(6) 避免穿著羊毛衣物及接觸絨毛娃娃。

(7) 化學物品如化妝品、油漆、樟腦、殺蟲劑氣味會刺激鼻黏膜。

(8) 盡量少逗留人多的地方，混濁空氣、極端冷熱、乾燥或潮濕天氣等因素都會引起鼻敏感。

(9) 除非對特定食物敏感，否則不須特別戒口，飲食均衡和營養平衡最好。

(10) 避免接觸冰冷食物，每日補充足夠水分。

(11) 精神壓力、緊張情緒、過度疲勞容易誘發鼻敏感，所以每日充足休息很重要。

(12) 運動可以改善體質，循序漸進、持之以恆，能增強抵抗力、穩定自主神經，減輕發炎情況。曬太陽、跑步、游泳等活動都適宜。

(13) 鼻塞造成下眼窩靠近鼻子的地方充血時，可利用洗澡順便吸吸蒸氣，約莫三分鐘，也能舒緩鼻塞。

對於小朋友過敏性鼻炎時居家治療

(1) 服用抗組織胺

　　抗組織胺是最有效藥物之一。新一代（第二代）抗組織胺是非鎮定性抗組織胺，可避免嗜睡等副作用。每天都有鼻子的症狀建議長期治療一段時間。

(2) 移除花粉來源以減輕症狀

　　每天洗澡、洗頭，減少花粉在身體暴露部位藏匿。

(3) 預防季節性過敏性鼻炎症狀

　　好發病季節小朋友要盡量遠離剪草施工；風大時，盡量待在室內；避免接觸或暴露任何會加重鼻炎症狀的物質或場所，例如羽毛（或動物皮毛）、枕頭、寵物、農場及抽菸者二手菸。

(4) 合併眼睛過敏時，用清水洗臉

　　眼睛癢、淚水汪汪的小病人，可以清水洗臉，順便清洗眼瞼以去除花粉。

(5) 有以下特殊情形，應盡速至門診就醫

❤規則性治療無法減輕鼻腔大部分症狀時。

❤清鼻涕變黃且時間長於二十四小時。

❤小朋友出現副鼻竇（鼻子雙側）疼痛或壓迫感時。

❤小朋友因過敏性鼻炎，無法正常上學、活動，或影響睡眠時。

同場加映介紹：副鼻竇炎

副鼻竇位在臉部骨骼中充滿氣體的空腔，這些空腔內也充滿著黏膜。當空腔中黏膜腫脹及發炎就稱為副鼻竇炎。有許多刺激會造成副鼻竇炎，鼻傷風（感冒）後也會發生，細菌、病毒及過敏等都可能是致病原因。

副鼻竇炎診斷

醫生視情況安排副鼻竇 X 光片或電腦斷層攝影。若是有流鼻涕，或許會取一部分鼻涕檢查，以確定感染原因。

副鼻竇炎治療

通常抗生素或鼻黏膜去充血劑就有效。若過敏是副鼻竇炎的原因，抗組織胺的使用能加強鼻黏膜去充血作用。但對保守治療無效的慢性嚴重副鼻竇炎，就須手術處理，重新建立副鼻竇與鼻腔的通道，並清除、引流副鼻竇的發炎物。

副鼻竇炎會持續多久

症狀會於十至十四天內逐漸改善，復原時間因致病原因而有長短。

如何照顧

1. 溫度適中最佳，吹冷氣過冷會使症狀加劇，盡量避免。
2. 可以放一盆熱水利用蒸氣減輕不適感或疼痛。
3. 按時服用醫生所給予的抗生素。
4. 按醫生指示使用鼻黏膜去充血劑，但不過度以免副鼻竇炎症狀加劇。
5. 造成副鼻竇炎的原因若是病毒或細菌，就具傳染性。勤洗手以免接觸性傳染，家長要適當地處理使用後的衛生紙。
6. 針對原因及早辨認症狀可以預防副鼻竇炎的產生，所以要盡快治療感冒、過敏及感染。

用藥觀念的小叮嚀

　　家長對過敏所使用藥物，始終心懷戒慎。對於需要長期使用或常常更新的新藥物，加以留意可能副作用，是必要的。但是以下幾個用藥的錯誤觀念，需要修正推廣：

❌排斥使用吸入型藥物或局部噴劑

✔過敏臨床症狀，基本上是局部慢性發炎反應所導致的。如果能夠使用吸入、局部噴劑或局部塗抹抗發炎藥物，可避免或減少因口服或注射後引起的全身性副作用。所以選擇局部性藥物較全身性藥物來得好！

❌拒絕使用類固醇

✔治療氣喘有許多口服或吸入的非類固醇藥物，但並不能完全取代類固醇的效果及必要性。遵照過敏免疫專科醫師指示，在長期，使用局部或吸入型類固醇藥物；症狀嚴重時，短期使用口服或注射型的類固醇，就可不必擔心類固醇的全身性副作用。吸入型類固醇是治療氣喘的首選藥物。

❌過度恐懼使用抗生素

✔台灣確實有抗生素濫用的問題，再經媒體過份渲染，導致一些臨床症狀應該使用抗生素時，因為家長的過度憂慮，反而造成治療不完全，致使疾病慢性化。過敏性鼻炎常有副鼻竇炎或中耳炎的併發症，使用抗生素治療併發症的基本原則，就是要用足夠的劑量完成一定療程。所以抗生素的問題不在用得太久，而在不當用而用，不當停而停。

請注意！正確治療藥物➕足夠的治療時間➕足夠的治療劑量＝治癒鼻竇炎

　　過敏兒童隨著年齡增長，體質大多數都可以得到改善；只要能夠妥善照顧，避免誘發因素，適當配合指示使用藥物治療局部發炎或併發症，通常症狀都可以得到良好的控制。

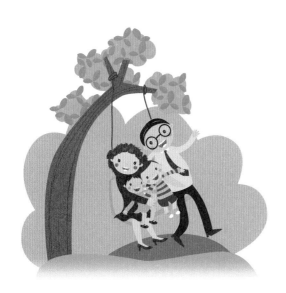

醫師領進門，學問不求人

關於過敏的傳言百百種，這些都是真的嗎？看完了本書，請幫自己做做下面的測驗，就可以檢視自己是否已經認識過敏囉！

以下問題，若正確請畫 ✅，若錯誤請打 ❌ （解答請見 P.117）

1. <　> 寶寶在媽媽肚子裡就已經開始會過敏。
2. <　> 從懷孕養胎開始，母親若食用魚蝦貝類等海鮮，生活環境不控制，小孩就容易是過敏兒。
3. <　> 家裡有養貓狗寵物，小孩子出生後就不容易過敏。
4. <　> 喝母奶長大的小孩，比較不會過敏。
5. <　> 不可以常親嬰兒的臉蛋，這樣會造成小孩皮膚發疹過敏。
6. <　> 過敏體質是遺傳的，無法避免。
7. <　> 小朋友皮膚長痱子或濕疹，可以使用成人的皮膚科藥膏。
8. <　> 孩子從來沒有接觸過蛋，第一次吃蛋時會過敏。
9. <　> 流感疫苗是由蛋的胚胎培養製成，對蛋過敏的孩子不可以施打流感疫苗。
10. <　> 過敏疾病不能完全治好。

11. <　>氣喘病永遠不會好。

12. <　>感冒會引起氣喘發作。

13. <　>氣喘兒上學時不需要特別注意。

14. <　>氣喘兒不能吃冰、旅遊、激烈運動。

15. <　>家有氣喘兒，就不可以使用冷氣機或空調。

16. <　>短期口服抗生素，會傷肝損腎。

17. <　>類固醇鼻噴劑可以長期使用。

18. <　>鼻息肉是過敏性鼻炎常見的併發症。

19. <　>症狀輕和症狀嚴重的慢性鼻炎治療用藥不同。

20. <　>鼻子過敏，一天到晚鼻塞，仍可以繼續抱布娃娃睡覺。

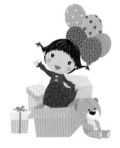

解答：

1. ✕	2. ✕	3. ✓	4. ✓	5. ✕
6. ✕	7. ✕	8. ✕	9. ✓	10. ✕
11. ✕	12. ✓	13. ✕	14. ✕	15. ✕
16. ✕	17. ✓	18. ✓	19. ✓	20. ✕

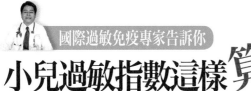

國際過敏免疫專家告訴你

小兒過敏指數這樣算
那樣治療與預防

作　　者　　郭和昌
企畫主編／責任編輯　陳妍妏
協力編輯　　賴玥潼
美術編輯／封面設計　劉曜徵
行銷企畫　　張芝瑜、林智萱
總 編 輯　　謝宜英
出 版 者　　貓頭鷹出版
發 行 人　　涂玉雲
發　　行　　英屬蓋曼群島商家庭傳媒股份有限公司城邦分公司
　　　　　　104台北市民生東路二段141號2樓
　　　　　　劃撥帳號：19863813；戶名：書虫股份有限公司
城邦讀書花園：www.cite.com.tw 購書服務信箱：service@readingclub.com.tw
購書服務專線：02-25007718～9（週一至週五上午09:30-12:00；下午13:30-17:00）
24小時傳真專線：02-25001990；25001991
香港發行所　　城邦（香港）出版集團
　　　　　　　電話：852-25086231／傳真：852-25789337
馬新發行所　　城邦（馬新）出版集團
　　　　　　　電話：603-90578822／傳真：603-90576622
印 製 廠　　五洲彩色製版印刷股份有限公司
初　　版　　2014年4月
定　　價　　新台幣300元／港幣100元
ＩＳＢＮ　　978-986-262-203-2
有著作權・侵害必究
讀者意見信箱 owl@cph.com.tw
貓頭鷹知識網 www.owls.tw
歡迎上網訂購；大量團購請洽專線(02)2500-7696轉2729

國家圖書館出版品預行編目(CIP)資料

國際過敏免疫專家告訴你：小兒過敏指
數這樣算、那樣治療與預防 / 郭和昌著.
-- 初版. -- 台北市：貓頭鷹出版：家庭傳
媒城邦分公司發行, 2014. 04
　　面；　公分

ISBN 978-986-262-203-2(平裝)

1.小兒科 2.過敏性疾病

417.57　　　　　　　　　103005830

城邦讀書花園
www.cite.com.tw

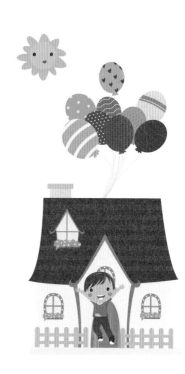

我的氣喘管理隱形醫師

全台第一個氣喘自我管理App

悠遊 氣 喘

即時提供豐富的衛教資訊，方便自我管理記錄，
並建立與醫師的溝通平台。

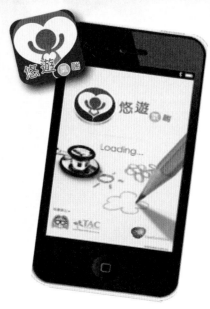

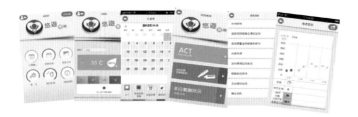

歡迎所有家長加入川崎症粉絲團

加入川崎家族除了可以隨時收到最新醫療相關訊息外，
還可以感受溫暖的家族成員呵護力量與安心支持，
正如向日葵般，讓我們一同防治會燒壞心臟的—川崎症！

川崎症
粉絲團

郭醫師
部落格

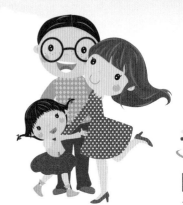

長庚川崎症中心官網
http://www.kawasaki-disease-taiwan.com/

台灣川崎症臉書
https://www.facebook.com/groups/120542631316130/

長庚川崎中心信箱　kdcenter7@gmail.com

川崎協會

川崎症快檢

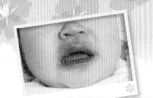

一個嘴巴
擴散性的口腔黏膜發炎：嘴唇乾裂、紅腫、出血或是合併草莓舌。

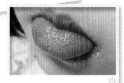

二個眼睛
紅眼睛，非化膿性且無疼痛，較常侵犯眼球之結膜或是眼白部。

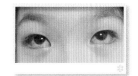

三隻手指觸摸淋巴結
頸部淋巴結腫大病變
（單側大於 1.5 公分，有部分病童會雙側呈現）。

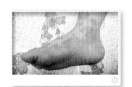

四肢末端腫脹發紅
四肢末端充血浮腫、脫皮，發炎時就像穿上紅色的襪子和手套，脫皮時猶如金蟬脫殼一般的脫落厚皮。

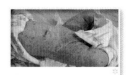

五、多形性皮疹
一般發燒五天之內就會出現「多形性皮疹」。 疹子是以不同的形式出現在軀幹和四肢，包括蕁麻疹、猩紅熱樣的皮膚紅疹、多樣性皮膚紅疹、丘疹、多形性紅斑、和較少見的小膿性痂疹，任何皮膚疹都可能與川崎症有關。

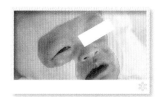

在台灣非常重要的指標症狀：
卡介苗接種處 (BCG) 紅腫

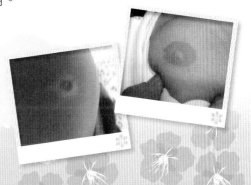

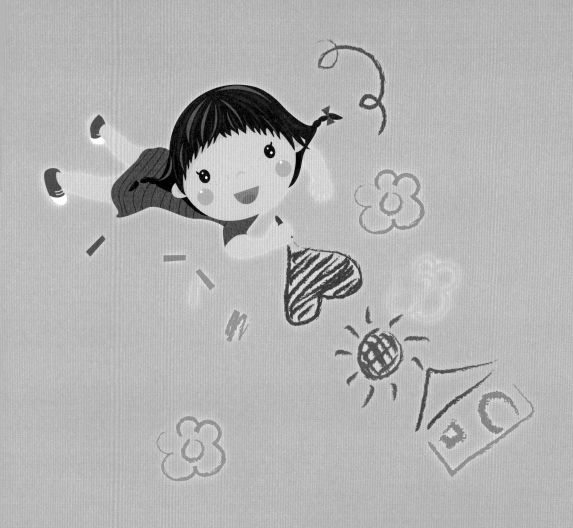

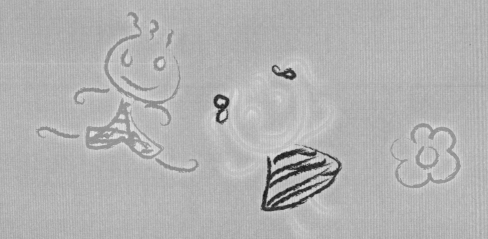

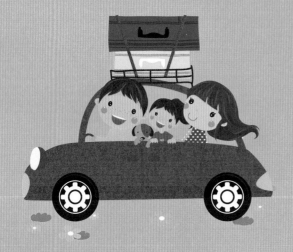